红斑狼疮临床解疑

（第2版）

主编　孙乐栋　刘　娟

科学出版社

北京

内 容 简 介

红斑狼疮是一种可累及全身各器官和系统的自身免疫性疾病。作者结合多年的临床经验和科研成果，并参考国内外有关资料，以问答的形式，介绍了红斑狼疮的病因、临床表现、诊断、鉴别诊断、治疗及预防知识。本书内容简明，通俗实用，适合皮肤科医师、社区医护人员、病人及其家属阅读参考，也可作为科普宣教参考用书。

图书在版编目（CIP）数据

红斑狼疮临床解疑 / 孙乐栋，刘娟主编. —2版. —北京：科学出版社，2018.9

ISBN 978-7-03-058693-3

Ⅰ.①红… Ⅱ.①孙… ②刘… Ⅲ.①红斑狼疮－诊疗 Ⅳ.①R593.24

中国版本图书馆CIP数据核字（2018）第200817号

责任编辑：程晓红 / 责任校对：赵桂芬
责任印制：赵 博 / 封面设计：吴朝洪

科学出版社 出版
北京东黄城根北街16号
邮政编码：100717
http://www.sciencep.com

北京凌奇印刷有限责任公司 印刷
科学出版社发行 各地新华书店经销
*

2018年9月第 一 版 开本：850×1168 1/32
2018年9月第一次印刷 印张：4 1/8
字数：91 000
POD定价： 35.00元
（如有印装质量问题，我社负责调换）

编著者名单

主　编　孙乐栋　刘　娟

副主编　陈　辉　梅奕洁　谭　锐　李颖奕

主　审　曾　抗　周再高

编　委　（以姓氏汉语拼音为序）

曹　慧（桂林医学院第二附属医院）

陈　辉（广东省佛山市高明区中医院）

刁友涛（广东省妇幼保健院）

韩　雪（南方医科大学第三附属医院）

后桂荣（南方医科大学南方医院）

李　莉（南方医科大学南方医院）

李海凤（广东省佛山市高明区慢性病防治站）

李颖奕（华南农业大学公共管理学院）

林　琳（南方医科大学珠江医院）

刘　娟（广东省佛山市高明区慢性病防治站）

麦爱芬（广东省佛山市高明区慢性病防治站）

梅奕洁（南方医科大学珠江医院）

孙乐栋（南方医科大学珠江医院）

谭　锐（南方医科大学珠江医院）

王　茜（南方医科大学南方医院）

徐雅亚（南方医科大学珠江医院）

张　苑（南方医科大学珠江医院）

再版前言

　　红斑狼疮是一种可累及全身各器官和系统的自身免疫性疾病，在结缔组织病中是一种较为常见的疾病。据我国流行病学的初步统计，此病的患病率为70～100/10万人，如果以全国13.9亿人口计算（2017年），我国的红斑狼疮病人已达97万～139万。红斑狼疮病因尚未完全明确，可能与遗传、性激素、环境因素、免疫功能失调有关。其临床表现复杂多变，治疗困难，复发率高，是国内外学者研究的热点之一。我们开设红斑狼疮咨询门诊后，发现广大基层医务人员和病人对红斑狼疮的防治存在许多误区。因此我们于2009年编写了《红斑狼疮临床解疑》，深受基层医生和病人的欢迎。

　　随着医学技术的发展，新的治疗手段和技术逐步应用于红斑狼疮的防治，其预后明显改善，原有的《红斑狼疮临床解疑》已无法适应时代的需要。科学的发展是建立在知识积累的基础上的，及时总结经验、吸收最新知识，有助于我们把工作做得更好，这也是我们编写第2版的目的。

　　本书汇集我们多年的临床经验和最新的国内外有关研究资料，以问答的形式和通俗的语言介绍了红斑狼疮的病因、临床表现、诊断、鉴别诊断、治疗及预防知识，力求反映当前红斑狼疮的研究成果和发展趋势。但由于专业发展和知识更新速度快，错误和疏漏之处，恳请各位同道和广大读者不吝赐教及指正。

　　本书在编写过程中，有幸得到广州市科技计划项目"系统性红斑狼疮疾病相关知识科普展"活动和广州市社科项目"个案管理为向导的患者整体照顾模式构建研究"基金资助，以及南方医科大学南方医院皮肤科周再高教授、曾抗教授的热情鼓励和指导，他们在百忙之中审校了全部书稿，为本书增色不少。此外，全体编著者的高度责任心、协作精神和精益求精的工作态度有力地保障了本书质量。南方医科大学珠江医院皮肤科博士研究生李慧，硕士研究生李静、易梅等为本书的编写、校对工作付出了大量的艰辛劳动，衷心地向他们表示感谢！

　　　　　　　　　　南方医科大学珠江医院皮肤科主任　孙乐栋

　　　　　　　　　　　　　　　　　　　　　　　2018年2月

目　　录

1. 红斑狼疮这个病名是怎样来的？

"红斑狼疮"一词是从拉丁文翻译而来，19世纪前后就已出现在西方医学文献中。1828年，法国皮肤科医生贝特（Biett）首先报道了这样一位病人：面部皮肤长有像被狼咬过一样的红斑。19世纪中叶，卡森拉夫医生正式使用"红斑狼疮"（lupus erythematosus，LE）这一医学术语。不过当时所说的"红斑狼疮"仅指以皮肤损害为主的盘状红斑狼疮。患这种病的人，在颜面部或其他部位反复出现顽固的皮肤损害，面部严重损毁，看上去就像被狼咬过一样。随着医学科学的不断发展及临床实践的积累，越来越多的医生发现红斑狼疮不仅皮肤受损，而且还伴有肾、脑、心、肺、神经、血液及关节肌肉等全身各器官系统病变。19世纪90年代，美国医生奥斯勒（Osler）提出了"系统性红斑狼疮"（systemic lupus erythematosus，SLE）这一病名。系统性红斑狼疮除具有皮肤损害外，还包括全身各个系统和各种脏器的损害。红斑狼疮起病隐匿或急骤，病情较为凶险，且极易复发，迁延不愈。

◈ 专家点评

红斑狼疮历史悠久，医学界对其认识逐步深入。

2. 目前我国红斑狼疮的发病情况是怎样的？

红斑狼疮不属于常见、多发病，在人类疾病谱中发病率较低。但近年来国内外研究资料表明，红斑狼疮发病率正在急剧增高。在我国，人群总发病率为70～100/10万，远高于西方国家。据估算，全国红斑狼疮病人总数为100多万，相当于一个中等城市的人口。因此，红斑狼疮在我国已不算是罕见疾病。然而，由于目前医疗条件的限制和有关本病防治知识宣传普及的欠缺，很多病人还不能得到及时的诊断和有效的治疗。因此，应该提高公众特别是基层医务人员对这一疾病的认识。

专家点评

红斑狼疮发病率较低，但由于我国人口基数大，病人总数并不少。

3. 红斑狼疮会遗传吗？

红斑狼疮病人大多数为育龄妇女，因此其有无遗传性自然就成了病人及其家属十分关注的问题。大量的遗传流行病学调查资料表明，红斑狼疮具有一定的遗传倾向。在红斑狼疮病人的近亲中患病率为5%～12%，明显高于普通人群的患病率（0.4%～5%）；在同卵双生儿中，若一人患病，另一人患病的可能性高达25%～70%，而在异卵双生儿中则仅为1%～3%，这说明遗传和本病的发生有关。从遗传基因的角度看，在人类第6号染色体的短臂上存在着所谓人类白细胞抗原（HLA），它由多种基因组成，与人类的遗传关系密切。HLA分为Ⅰ、Ⅱ、Ⅲ类基因。研究发现，HLA-Ⅱ类分子（DR、DQ）与红斑狼疮的易感性和红斑狼疮发病过程中多种自身抗体的形成有密切关系。通过检测，HLA-DR$_2$、HLA-DR$_3$的频率在系统性红斑狼疮病人中明显高于正常对照人群，而HLA-DQ的某些亚型与系统性红斑狼疮的各种自身抗体的生成密切相关。DQ链的氨基酸序列结构可能是产生相应自身抗体的物质基础。同时也发现，补体C2、C4，尤其是C4a缺乏时，系统性红斑狼疮的患病危险性增高。T细胞抗原受体α链恒定区多肽性与系统性红斑狼疮的发病相关。此外，免疫球蛋白的重链和轻链的同种异型和Fas基因也与系统性红斑狼疮有关。因此认为系统性红斑狼疮的易感性是多基因性的。虽然红斑狼疮有一定的遗传倾向，但事实上红斑狼疮病人所生的子女完全健康，并不得红斑狼疮。实际上，红斑狼疮不是一种遗传性疾病，其发病是多种因素综合作用的结果，除遗传因素外，还包括感染、精神、内分泌和环境等因素。因此，红斑狼疮病人不必过分担心自己将此病会遗传给子女。

◆ **专家点评**

红斑狼疮不是一种遗传性疾病，但其具有一定的遗传倾向。

4. 红斑狼疮会传染吗？

通过对红斑狼疮发病原因及发病机制的研究发现，它的发生可能与遗传因素、人体内性激素水平高低及人体所处的某些环境因素（感染、日光照射、食物改变、药物作用等）有关。上述这些因素（可能还有其他未知因素）共同作用，降低了人体的免疫耐受性，使人体的免疫平衡功能发生紊乱，诱发此种自身免疫性疾病。因此，它虽然具有一定的遗传易感性并且可能与某些病毒的感染有关，但它不是一种传染病，不会在人与人之间传播，正常人与病人接触根本不会被传染。因此，红斑狼疮病人不需要被隔离。红斑狼疮病人在身体允许的情况下，可以和正常人一样从事工作、学习和参加社会活动。

◈**专家点评**

红斑狼疮的发病可能与某些病毒的感染有关，但其不会在人与人之间传播。

5. 哪些药物会诱发红斑狼疮？

药物因素在红斑狼疮的发病过程中起着重要的作用，因此，这是病人和医师都十分关心的问题。由药物诱发的红斑狼疮称为药物性狼疮。已知有70多种药物可诱发红斑狼疮。药物性狼疮有些与用药剂量有关，如肼屈嗪（肼苯哒嗪）、普鲁卡因胺、异烟肼（雷米封）、氯丙嗪、苯妥英钠等，在长期大剂量服用后有可能出现症状。有的则与用药剂量无关而与病人机体对药物的特异反应有关，这类药物包括青霉素、氨苄西林、链霉素、四环素、灰黄霉素、磺胺、双醋酚丁、普萘洛尔、利舍平、奎尼丁等。有研究发现，烟草、氯化乙烯、石棉、硅石等化学物质也可能诱发红斑狼疮。这些药物和化学物质一旦进入人体，可激发病人的狼疮素质或诱发有潜在红斑狼疮的人发生红斑狼疮。对于已经发病的病人，这类药物可使已有的红斑狼疮病情加剧。有些人在应用这类药物后，可出现红斑狼疮样症状，甚至出现血清抗核抗体阳性，但在停药后上述症状会自动消失，这就是临床上所谓的药源性狼疮。药源性狼疮症状较系统性红斑狼疮轻，通常不会有肾损害。药物诱发红斑狼疮的机制至今尚无定论。因此，对于红斑狼疮病人及可能具有潜在狼疮素质的正常人，都要尽量避免使用上述药物，以免诱发红斑狼疮或使原有症状加重或导致复发。药物性狼疮的发生可能是机体对药物处理的"乙酰化"快慢不同而造成的，一般来讲，乙酰化快的个体发生药源性狼疮的危险性小。

❖ **专家点评**

药物可诱发红斑狼疮，但其发生率低。

6. 什么是狼疮样综合征？

病人长期服用某些药物，如肼屈嗪、普鲁卡因胺、异烟肼等，个别病人会出现类似红斑狼疮的症状和血清学的变化（如抗核抗体阳性）。停药后临床症状在数月内消退，抗核抗体等实验室检验异常变化一般可持续数月之久。这种由药物引起的药源性红斑狼疮，称为狼疮样综合征。

❖ **专家点评**

医师和病人均需要对狼疮样综合征提高警惕。

7. 狼疮样综合征有哪些特点？

由药物引起的狼疮样综合征，女性发病率约为男性的2倍，以中老年人偏多。多数病例无系统性红斑狼疮的多脏器损害，不危及生命。病人体重下降、疲乏并出现多发性关节炎等类风湿症状，此外还可见浆膜炎、红斑、肝脾大等。与特发性系统性红斑狼疮相比，狼疮样综合征的特点是：①发病年龄较大；②临床表现简单，很少累及肾、中枢神经系统和皮肤，即使有也是轻微的；③病程较短，病情较轻；④血中补体正常；⑤单链DNA抗体阳性。此外，在本病的病程中也易发生药物过敏，停止使用诱发药物后本病症状可迅速好转。

❖ **专家点评**

狼疮样综合征病情较轻，预后好。

8. 为什么会得红斑狼疮？

红斑狼疮是一种较常见的、累及多系统多器官的自身免疫性疾病，由于细胞免疫和体液免疫功能障碍，因此会产生多种自身抗体。发病机制主要是在各种致病因素（遗传、感染、药物、紫外线等）作用下激发机体自身抗体细胞增多，产生的自身抗体与相应抗原反应，形成免疫复合物，进而导致组织器官发生免疫损伤，出现相应的临床症状。发病原因主要有以下几个方面。

（1）遗传因素：红斑狼疮是一种有遗传倾向的自身免疫性疾病，但不是一种遗传性疾病，详见问题3。

（2）性激素：红斑狼疮病人大部分为育龄妇女，男女比例至少为1:（7～9），但在儿童和老年病人中几乎无性别差异。无论男女病人其外周血中雌酮羟基化产物皆增高，且妊娠可诱发本病。有睾丸发育不全的男性病人常发生红斑狼疮。可见，性激素与本病的发生有关。红斑狼疮动物模型NZB/NZW鼠中雌鼠病情较雄鼠重，对NZB/NZWFI雄鼠在新生期予阉割后，其红斑狼疮发病率增高，与模型雌鼠的发病相似。给发病的小鼠使用雌激素可加重病情，而雄激素则可使病情缓解，提示雌激素与红斑狼疮的发生、发展密切相关。

（3）环境因素

①感染：据报道，在红斑狼疮病人体内至少存在有与12种病毒和4种反转录病毒相关的IgM、IgG水平升高，并已经证实

反转录蛋白参与狼疮鼠的发病。应用电子显微镜可观察到在狼疮肾炎的内皮细胞、皮肤、血管内皮、淋巴细胞内有类似"病毒包涵体"的存在。在某些红斑狼疮病人血中可发现麻疹病毒、风疹病毒、腮腺病毒、EB病毒的抗体滴度增高，但这些病毒感染究竟是红斑狼疮发病的病因还是红斑狼疮所致，目前尚在研究中。在红斑狼疮动物模型NZB/NZWFI小鼠组织中可分离出C型RNA病毒，但在人类发病中尚未能证实其与任何病原体有直接关系。红斑狼疮的发病可能与某些病毒（特别是慢病毒）持续而缓慢的感染有关，病原体类似一种多克隆B细胞刺激因素促发本病。有研究认为，某些细菌抗原家族也可通过多克隆或旁路途径激活免疫系统，从而影响红斑狼疮病人的病情。

②日光：日光与红斑狼疮的发病有着密切关系，尤其是紫外线。日光或紫外线照射能使红斑狼疮皮损和全身症状加重。日光过敏见于20%～40%的病人。日晒后出现颊、额、颈胸、手背等处红斑。紫外线的照射使皮肤的DNA转化为抗原性较强的胸腺嘧啶二聚体，它可诱导机体产生相应抗体，或使DNA状态不稳定，发生基因突变而诱导发病。紫外线照射还可诱导皮肤角质细胞产生白介素，并使巨噬细胞对抗原的处理及T抑制细胞活化障碍，从而影响机体正常的免疫功能。某些药物（如四环素）可诱发光过敏及加重光损害。

③食物：某些食物存在一些与红斑狼疮发病相关的成分。如在蘑菇、烟草、食物染料中存在着能诱发药物狼疮的肼屈嗪，与狼疮相关的L-刀豆氨酸存在于苜蓿及其他豆荚中，猕猴饲以苜蓿可产生狼疮样症状。含有补骨脂素的食物（如芹菜、无花果）可增加光过敏。在实验室中，如改变实验动物的饮食成分，

限制热量或脂肪的摄入均可明显延缓免疫异常、免疫复合物的形成及肾脏疾病的出现。

④药物：迄今为止，文献报道能引起红斑狼疮病情恶化的药物有70余种。药物作为半抗原，可引起药物过敏反应（变态反应），有加重红斑狼疮的可能。能够诱发红斑狼疮症状的药物常见的有肼屈嗪、普鲁卡因胺、氯丙嗪、甲基多巴、异烟肼、青霉素、磺胺类、保泰松、金制剂等。其症状与特发性红斑狼疮相似但血清补体正常，无抗双链DNA抗体和Sm抗体，极少发生肾炎和中枢神经损害，停药后症状和自身抗体消失。

◆ **专家点评**

红斑狼疮的发病原因尚未完全清楚，但其发病涉及多种因素，如遗传、免疫、环境、药物等。

9. 红斑狼疮的发病机制是什么？

红斑狼疮是一种典型的自身免疫性疾病。多年来，人们已了解红斑狼疮的发病是由于机体自身的防御系统错误地攻击了正常细胞的DNA和蛋白质，因而造成多系统、多器官的损伤。其发病机制为机体在各种致病因素（遗传、感染、药物、紫外线等）作用下产生各种自身抗体，并与相应抗原反应，自身抗原抗体复合物沉积于皮肤、血管、肾、神经系统等处，进而引起组织及器官的损害。其免疫学特征为B细胞过度活化和自身抗体的产生。

（1）红斑狼疮与自身抗体的关系是其发病机制的中心问题。红斑狼疮病人体内有多种自身抗体，抗细胞核成分抗体如抗核抗体（ANA）、抗双链DNA抗体（ds-DNA）、抗单链DNA抗体

（ssDNA）和抗Sm抗体，尤其抗核抗体（ANA）是引起红斑狼疮发病机制的直接因素。此外，还有抗胞质成分抗体（如抗核糖体抗体、抗SSA抗体）和抗细胞表面抗原抗体（如抗淋巴细胞抗体、抗红细胞抗体、抗血小板抗体）等。针对细胞膜表面抗原的抗体主要通过作用于细胞表面分子（膜抗原）而引起免疫损伤，从而破坏细胞，导致溶血性贫血、血栓性血小板减少和淋巴细胞毒现象等。针对胞质、胞核等成分的自身抗体，包括研究得最多的ANA，所引起的组织损伤及狼疮性肾炎，普遍认为是相应自身抗原在组织中预先种植或原位形成，以及与非DNA成分出现交叉反应，从而形成免疫复合物（如DNA/抗DNA免疫复合物）沉积致病。致病性抗核抗体的产生是由于自身抗原引发的自身反应性B细胞活化的结果，而且所产生的自身抗体选择性地针对某些自身抗原。抗DNA抗体与多种组织成分发生交叉反应，导致多系统、脏器损害。抗ds-DNA抗体与肾损害有关，抗Sm抗体单独出现与神经系统损害有关，抗RO抗体及其免疫复合物亦与肾损害有关，抗糖脂抗体、抗Neuro-2a抗体与脑神经损伤有关。大多数红斑狼疮的脏器组织病变都是免疫复合物所介导的（Ⅲ型变态反应），其中主要为DNA-抗DNA复合物所致的血管和肾小球病变。其次为特异性抗红细胞、粒细胞、血小板自身抗体经Ⅱ型变态反应导致相应血细胞的损害和溶解，引起全血减少等症状。

（2）红斑狼疮是一种免疫复合物病。红斑狼疮是可产生多种自身抗体的自身免疫病，免疫复合物的大量形成及其清除障碍，使之在组织中沉积是红斑狼疮病理损害的直接原因。抗原和抗体结合形成免疫复合物，无论是沉积于靶组织还是在循环中，均可激活补体。补体C3附着在红细胞表面。正常情况下，免疫复合物激活补体，并与红细胞的补体受体Ⅰ型（CR1）结合，运送到肝、脾后被单核-巨噬细胞所吞噬。而且，补体和CR1具有阻止免疫复合物在单核-巨噬细胞以外"捕获"的作用。而红斑狼疮病人免疫复合物的清除使得红细胞的CR1减少，使红细胞对免疫复合物黏附能力（RIA）缺失，进而使免疫复合物加工出现缺陷，免疫复合物不能运至单核巨噬细胞系统，导致免疫复合物在单核-巨噬细胞之外"捕获"加速，造成免疫复合物在组织的沉积。这样使得免疫复合物持续存在，引起一系列炎症性介质释放而导致组织损伤。由此看来，免疫复合物是引起组织和器官损害的主要机制。

（3）红斑狼疮存在免疫调节障碍。系统性红斑狼疮的发病机制之一是其免疫调节功能障碍。主要表现为T细胞数减少，尤其是抑制性T细胞数减少。抑制性T细胞数量减少和功能障碍导致B细胞合成免疫球蛋白和抗DNA的能力显著增强，产生大量自身抗体，从而诱发系统性红斑狼疮。免疫调节障碍的产生是由多种因素造成的，包括：①雌激素与雌激素受体结合引起Ts细胞减少，Th细胞与B细胞功能亢进，单核-巨噬细胞清除免疫复合物能力降低；②B细胞过度活化，产生大量IgG/IgM抗体，使免疫活性细胞的调节紊乱；③B细胞与Th细胞功能亢进，而Ts细胞数目与功能偏低；④补体数量低，补体受体功能缺陷，MP_S Fc-R与C3b-R（CR1）介导的免疫复合物清除能力障碍；⑤外周血单核细胞（PBMC）产生IL-2明显减少，而血清中IL-2R明显增高，细胞膜上IL-2R表达则降低（可能其原始诱因仍是Th、B细胞功能偏亢），IL-6活性亦高，使得B细胞功能增强。

综上所述，红斑狼疮的发病机制是多因素，甚至是多基因的，但其主要环节在于自身隐蔽抗原的大量释放，刺激特异性辅助性T细胞，活化B细胞产生自身抗体，并与相应抗原反应，在各种因素的作用下，使机体的免疫调节功能障碍，循环免疫复合物得不到清除，沉积于组织器官，引发一系列炎症介质的释放而导致多系统、多器官的损害。

专家点评

红斑狼疮的发病机制是多因素，甚至是多基因的，但B细胞过度活化和自身抗体的产生发挥了重要作用。

10. 红斑狼疮在发病年龄、种族和地区方面有无差别？

红斑狼疮病人广泛分布于世界各地，其发病在年龄、种族和地区上差异较大。首先，在发病年龄上，病人多为青壮年，并且女性远多于男性，男女之比为1:（7～10），其中20～40岁的育龄妇女占病人总数的47%左右。儿童和老年人的发病率远较青壮年为低。从病情上看，一般老年发病者，起病往往较轻缓，而儿童发病则较急骤，病情较重，预后较差。红斑狼疮发病率还与种族有关，总体而言，有色人种发病率高于白种人，在美国黑种人的发病率是白种人的4倍。我国红斑狼疮发病率远高于西方国家，旅居国外的华裔人群同样有较高发病率。红斑狼疮发病也有着一定的地区差别，统计资料表明：美国约50/10万，英国4/10万～18/10万，澳洲土著居民50/10万，印度3.2/10万，而我国则为70～100/10万。曾有人认为红斑狼疮的病死率与种族有关，但经流行病学调查发现，病死率及存活率与当地经济水平和医疗条件的关系较密切。据我国许多单位报道，近年来系统性红斑狼疮病人5年及10年存活率已高达90%～95%，处于世界领先水平。

◆ **专家点评**

虽然红斑狼疮病人遍布世界各地，但其发病在年龄、种族和地区上差异较大。

11. 系统性红斑狼疮的"系统性"是什么意思？

系统性红斑狼疮是一种发作和缓解交替出现的慢性疾病，由抗原和抗体反应引起血管炎，造成不同部位的组织损伤，产生相应的临床表现。因为全身各组织、器官都有血液供应，血管受累必定会对这些组织、器官造成损害，引起相应的临床症状。系统性红斑狼疮之所以称为"系统性"，是因为它属于一种全身性疾病，全身各器官系统，包括皮肤、肌肉、骨骼、心、肺、肝、脾、肾、脑、眼、鼻、耳、牙齿、头发等均可出现病变。因各人的起病方式不一，器官受累的先后不一，所以临床表现多种多样，而且其临床病变也很少是单一的。

◆ **专家点评**

系统性红斑狼疮的"系统性"提示其是一种全身性疾病，可累及全身各器官系统。

12. 系统性红斑狼疮早期有什么特点？

在系统性红斑狼疮早期，常有类似感冒的症状，诸如发热、乏力、食欲缺乏、全身不适、关节肿痛、肌肉酸痛、体重减轻等。促使病人就诊的症状可以多种多样，如脱发或面部红斑，或高热、关节痛、指端红斑；或双手、足遇凉后变白或变紫；或反复口腔溃疡、浅表淋巴结肿大、经期出血不止；或皮肤紫癜、贫血、白细胞及血小板减少；或精神症状、头痛、幻觉、幻听、木僵状态；或久治不愈的腹泻、呕吐、黄疸；或心悸气短、不能平卧，出现胸腔积液、心包积液等。以上症状多数无明显的特异性，可在其他疾病中出现，因此常造成误诊，如关节痛被误诊为类风湿关节炎，蛋白尿被误诊为肾炎，胸腔积液被误诊为结核性胸膜炎，贫血、白细胞和血小板减少被误诊为再生障碍性贫血，黄疸被误诊为肝炎，发热、淋巴结肿大被误诊为淋巴瘤，精神神经症状被误诊为精神病。在临床工作中，对于原因不明的发热并伴有多个系统病变的女性病人，一定要排除系统性红斑狼疮的可能性。

◆ **专家点评**

系统性红斑狼疮早期症状多无特异性，常被误诊。

13. 系统性红斑狼疮早期临床表现主要有哪些？

根据Ward等统计系统性红斑狼疮的临床表现及实验室异常出现的频度，排在前15位的是：①关节炎（79.9%）；②抗双链DNA抗体升高（56.9%）；③低补体症（50.0%）；④浆膜炎（45.4%）；⑤白细胞减少（38.5%）；⑥蛋白尿（36.2%）；⑦颧部皮疹（34.5%）；⑧尿中出现细胞管型（32.8%）；⑨光敏感（31.6%）；⑩抗RO抗体阳性（26.9%）；⑪肾病选择性蛋白尿（19.5%）；⑫血小板减少（19.5%）；⑬自身免疫性溶血性贫血（19.0%）；⑭鼻咽溃疡（22.4%）；⑮抗La抗体阳性（18.5%）。Dubois等统计的1000例病人最常见的初发症状是关节炎及关节痛，其次是皮疹及全身倦怠。这些症状虽特异性差，但为避免漏诊应及时进行免疫学及抗体检查。另外，如出现多系统损害，特别是伴发热的多系统损害，应高度怀疑系统性红斑狼疮，并做进一步的检查。

◆ **专家点评**

系统性红斑狼疮早期临床表现及实验室检查多种多样，且特异性差。

14. 哪些临床表现提示疑患系统性红斑狼疮？

对下列症状应特别注意：①原因不明的发热；②不能用其他疾病解释的皮疹；③多发和反复发作的关节痛和关节炎；④持续性或反复发作的胸膜炎、心包炎和腹膜炎；⑤抗生素不能控制的肺炎；⑥雷诺现象；⑦肾脏疾病或蛋白尿；⑧血小板减少性紫癜或溶血性贫血；⑨梅毒血清反应假阳性。

在怀疑是否患系统性红斑狼疮时，应检查抗核抗体及其他多种抗体、血清补体、梅毒血清反应、多种脏器功能检查，必要时做肾活检及皮肤狼疮带试验。其中，抗核抗体敏感性可达94%，抗核抗体阴性的病人患系统性红斑狼疮的可能性不大，因此，疑似病例应及早做此项检查。

◆ **专家点评**

临床表现较特殊时要考虑系统性红斑狼疮的可能并及早进行相关的检查。

15. 红斑狼疮一定会发热吗？

红斑狼疮病人约80%会发热，各种热型都可出现，大多数表现为高热，一部分病人表现为长期不规则低热。为什么会发热呢？回答这个问题还要从红斑狼疮的发病机制说起。红斑狼疮是一种自身免疫性疾病，由于不正常的免疫反应，体内可出现各种致热原物质。特别是有急性溶血性贫血的病人，抗红细胞抗体、抗白细胞抗体、抗血小板抗体等可直接破坏血液中的有形成分，使红细胞、白细胞、血小板发生破碎和裂解，从而产生大量的内源性致热原，作用于体温调节中枢就引起发热。

◆**专家点评**

虽然红斑狼疮病人大多有发热，但并不是全部病人都会发热。

16. 红斑狼疮病人连续多天发热是不是病情很重？应该怎么办？

红斑狼疮病人的发热往往是疾病活动的重要指征。急性期多为高热，因为这种发热不是因为外部感染所引发，所以使用抗菌药物根本不能奏效。应用解热药物治疗时，虽可使体温暂时降至正常，但药效一过，又会复发。治疗发热最根本的方法是使用足量的类固醇激素或其他免疫抑制药（但在急性溶血性贫血时，绝对禁止使用环磷酰胺等免疫抑制药），多能使体温迅速降至正常。但在狼疮病人应用激素治疗过程中，有时也会出现发热，此时可能是激素用量不足而未能控制病情或是由于激素使机体免疫功能降低，而诱发细菌感染所致。如果找到感染证据，要及时、足量使用敏感的抗生素。

因为发热可以作为红斑狼疮病人的首发症状，特别是年轻女性长期低热，并伴有关节肿痛或皮疹时，要高度警惕本病，要到医院找专科医师诊治，弄清发热原因，以尽快明确诊断，及时治疗。

专家点评

红斑狼疮病人的发热多提示疾病处于活动状态，但要注意与合并感染时的发热相鉴别。

17. 过度劳累为什么会诱发和加重红斑狼疮？

人的身体就像一部十分精密复杂的机器，各个系统、各个脏器之间，互相依存，互相制约，功能互补才能使人体的各种功能处于平衡状态并维持正常的生理活动。人在日常生活和工作中，之所以能抵抗外界各种不良因素的侵害和干扰，是因为人体本身存在应激调节机制，能够把失去平衡的状态迅速恢复到原来的平衡状态。当人体过度劳累（超体力劳动或超脑力劳动）时，人体的应激调节能力下降，不能很好地调节机体的各种功能失衡，从而导致疾病的发生或加重，红斑狼疮病人更是如此，有很多人就是由于过度劳累而发病的。

虽然对过度劳累诱发和加重红斑狼疮的原因还没有比较科学的解释，但这已经成为公认的事实。因此，避免过度劳累，避免参加剧烈运动，理所当然地成为医师对红斑狼疮病人所做出的一条重要医嘱，也是病人必须遵守的一条常规。

◈ **专家点评**

过度劳累可诱发和加重红斑狼疮。

18. 系统性红斑狼疮病人为什么会有关节痛？

在系统性红斑狼疮病人中，90%具有关节受累的症状。大多数病人表现为关节痛，其中有一部分尚表现为关节炎。最常受累的关节是近端指间关节、腕关节和膝关节，其次是足及踝关节，肘关节及髋关节则较少受累。受累关节一般不伴有骨质侵蚀和软骨破坏，因此系统性红斑狼疮引起的关节炎不会造成关节畸形。系统性红斑狼疮引起的关节炎，是由于免疫复合物在关节腔内沉积，或由于营养关节的血管发炎而造成的，主要表现为关节肿胀和疼痛，常为对称性发作。很多系统性红斑狼疮病人以关节疼痛为首发症状，因没有其他客观体征而被忽略，或者被误诊为类风湿关节炎。因此，有必要提醒病人，在出现不明原因的关节疼痛，特别是近端指间关节疼痛时，要高度怀疑本病，应到有条件的医院做必要的免疫学检查，以排除或确诊本病。

◈ **专家点评**

关节受累是系统性红斑狼疮最常见的临床表现之一，最常受累的关节是近端指间关节。

19. 系统性红斑狼疮病人的关节和肌肉疼痛有什么特点？

关节疼痛是系统性红斑狼疮病人常见的症状之一，约90%的病人在发病开始时有关节肿痛，尤其是双手指关节、腕关节。由于系统性红斑狼疮病人也可有类风湿因子阳性，所以往往在疾病的早期被误诊为类风湿关节炎。但与类风湿关节炎相比，系统性红斑狼疮的关节痛一般较轻，持续时间短，有的病人只有关节痛而无关节肿胀，虽然有关节晨僵，但持续时间短暂。随着病情进展和迁延，如不及时治疗，关节炎可逐渐加重，但不会像类风湿关节炎那样有骨质破坏。少数病人由于关节周围软组织的纤维化而造成肌肉痉挛、肌腱滑脱，可使关节半脱位，甚至偏斜畸形，外形很像类风湿关节炎，但X线片上无骨破坏，如Jaccoud关节病。约1/3的系统性红斑狼疮病人有四肢肌肉疼痛，行走、活动受限。有些病人有肌酶谱异常，但如果做肌肉活检，通常无多发性肌炎那样典型的病理改变。随着系统性红斑狼疮的积极治疗，肌痛、肌无力会明显好转，肌酶谱也会很快恢复正常。

◆ **专家点评**

系统性红斑狼疮病人的关节和肌肉疼痛具有一定的特殊性，有助于与其他相关疾病鉴别。

20. 什么是系统性红斑狼疮的蝶形红斑？

系统性红斑狼疮病人的皮肤损害具有明显的特征性。据报道，80%～85%的病人有皮疹，其中具有典型皮疹的占43%；也有报道称60%～72%的病人有典型皮疹。皮肤损害呈多形性，以水肿、红斑最常见，发生在两侧面颊部，略高出皮面，色泽鲜红，有的有毛细血管扩张，边界清楚或不清楚。鼻梁上也会出现同样的红斑，可以遍布整个鼻子，与鼻梁两侧的面颊部红斑相连，恰似一只红蝴蝶，称为蝶形红斑，也是通常所说的红斑狼疮的"蝴蝶斑"。正是根据这种特征性红斑，国际性红斑狼疮研讨会往往把蝴蝶作为大会的会标。

◆ **专家点评**

蝶形红斑是系统性红斑狼疮病人的早期特征性表现之一。

21. 系统性红斑狼疮病人脸上的蝶形红斑有什么意义？

蝶形红斑的消退或加重，往往标志着系统性红斑狼疮病情的缓解或活动，因此医师和病人都应密切注意红斑的变化。病情活动时要积极治疗；当病情控制后，皮疹会自行消退，留有色素沉着，但随病情缓解和时间的推移色素会逐渐消失，面部逐渐恢复正常。对于尚未确诊为系统性红斑狼疮的病人，如果脸上出现"蝴蝶斑"，要高度怀疑本病并及时进行其他有关实验室检查，以求及时确诊。

◆ **专家点评**

蝶形红斑具有很强的特异性，有助于红斑狼疮的早期发现，且其变化过程可提示疾病活动性情况。

22. 系统性红斑狼疮的皮肤损害有什么特点？

典型的蝶形红斑对系统性红斑狼疮的诊断有重要意义。其表现常为新近出现的、轮廓清晰、有水肿的淡红斑，表面光滑、平坦，分布在双颧部及鼻梁部，看上去像抹了胭脂一样，常在日晒后加重。皮损在系统性红斑狼疮中发生率为80%左右，并非每个病人都出现颧部蝶形红斑。皮损可发生在面部、额部、颈部、胸背部，也可在手掌或足底、指端出现点片状红斑或指甲周围无痛性红斑。有时表现为斑丘疹，局部可有鳞屑。少数病人有大疱样皮疹或血管神经性水肿等皮疹或网状青斑。皮损也可呈盘状红斑，中央凹陷，色素沉着或减退，边缘微隆起。过度角化的红斑可出现毛囊损害和萎缩。通常经治疗后，皮损部位不留瘢痕。少数病人可有四肢或臀部脂肪组织坏死，称为脂膜炎，并伴有钙化，触之为大小不等的硬块。也有的病人皮肤有局部表浅脂肪组织坏死和溃疡。

◆ **专家点评**

系统性红斑狼疮的皮肤损害多种多样，部分对诊断有重要意义。

23. 什么是雷诺现象？

雷诺现象是因血管神经功能紊乱所引起的肢端小动脉痉挛，以阵发性四肢末端（主要是手指）对称性间歇性发绀和潮红为其临床特点，常因情绪激动或受凉受寒所诱发。

◈专家点评

　　雷诺现象并不少见，且往往是其他系统疾病的临床表现之一。

24. 红斑狼疮病人的雷诺现象有何表现？

　　在红斑狼疮病人中，部分病人伴有雷诺现象。这是因为红斑狼疮是一种全身血管炎性疾病，肢端小动脉痉挛性收缩，导致雷诺现象的发生。红斑狼疮病人所伴发的雷诺现象，与其他原因或疾病引起的雷诺现象在临床表现上基本一样，只是本病的雷诺现象往往更加严重，不仅在寒冷时发作，就是在盛夏酷暑时仍可发生，且持续时间较长，甚至无明显缓解期。有的病人不仅手指、脚趾发凉、发白、发绀，就连前臂或足踝以上都发凉、发麻。红斑狼疮病人伴发的雷诺现象，可随红斑狼疮病情的缓解而减轻。治疗时主要以治疗红斑狼疮疾病本身为主，一般西药治疗效果并不理想，采用中医活血化瘀的方药往往可收到较好的效果。

◈专家点评

　　红斑狼疮病人可伴有雷诺现象且多较重。

25. 系统性红斑狼疮病人为什么容易脱发？

　　经常有些头发脱落是人的正常生理现象，在睡觉的枕巾上、在洗头时，发现几根脱落的头发不足为怪。但是每天脱落的头发超过100根，这就是病理性脱发了，系统性红斑狼疮病人一般都有这种病理性脱发。这是由于患系统性红斑狼疮时头皮的血管发炎，造成血液对毛囊的营养供应出现障碍。因此，这种脱发与普通人的脱发完全不同，用一般的生发中药或具有神奇养发功能的洗头膏不能解决问题。

系统性红斑狼疮脱发分为两种情况：一种是弥漫性脱发，病人头发失去光泽，头发变得枯黄干细，容易折断，极易脱落，导致整个头部头发稀疏。另一种脱发则集中在前头部，头发干枯、焦黄、易断、长短不齐，形成特有的"狼疮发"。盘状红斑狼疮病人50%可出现头皮损害，该部位皮肤发生局限性萎缩，毛囊口扩张、栓塞，头发脱落。系统性红斑狼疮病人由于在治疗中有的使用环磷酰胺等免疫抑制药（因这些药物有脱发的不良反应），可使脱发更加严重。不过，对系统性红斑狼疮的脱发可不必过分担心，因脱发是疾病的症状之一或某些药物的不良反应，所以通过积极治疗使病情缓解稳定后，或停用免疫抑制药后，脱落的头发还会再生。但是，盘状红斑狼疮造成的永久性脱发是不会再生的。值得指出的是，病人在病情好转后又出现大量脱发，往往提示疾病又开始活动。因此，平时对无明显诱因出现大量脱发，应想到本病，并做一些必要的实验室检查。

◢▶ **专家点评**

系统性红斑狼疮病人脱发很常见，且表现多样，并与疾病的活动性有一定的相关性。

26. 红斑狼疮病人能晒太阳吗？

红斑狼疮病人有40%对紫外线过敏，不能晒太阳。因为日光暴晒后，病人的面部、手及其他暴露部位可出现红斑，使原有皮损加重，严重者会诱发全身症状。为什么红斑狼疮病人会对日光过敏呢？这是因为日光里含有一种波长为290～320纳米的紫外线。在正常情况下，皮肤组织细胞的双链DNA原本不具有免疫原性，但被紫外线照射后正常的DNA变性而形成具有抗原性的胸腺嘧啶二聚体，并使皮肤的角质细胞产生的介素引起皮肤自身免疫反应，紫外线先使皮肤细胞受损，抗核因子得以进入细胞内，与细胞核发生损伤而产生皮肤病变。暴晒可诱发或加重本病，可使局限性盘状红斑狼疮转变为系统性红斑狼疮。红斑狼疮病人应尽量避免在阳光直晒下活动，如必须在阳光下活动时一定要戴宽檐帽或打遮阳伞，穿长袖上衣和长裤。

◆**专家点评**

日光曝晒可诱发或加重红斑狼疮。因此，病人应避免晒太阳。

27. 口腔溃疡与红斑狼疮有关吗？

口腔溃疡是红斑狼疮的重要症状之一。据资料统计，红斑狼疮病人发生口腔溃疡者约占病人总数的20%。所以，不管是美国风湿病学会的红斑狼疮诊断标准（修订），还是我国制定的红斑狼疮诊断标准，都把口腔溃疡作为诊断指标之一。为什么红斑狼疮病人会发生口腔溃疡呢？这是因为红斑狼疮是一种全身性疾病，它的最基本的病理改变是全身性血管炎。既然是全身性血管炎，那么黏膜下的血管也必然会发生病变。如果是黏膜下小血管发炎的话，就会影响到全身各黏膜组织，尤其口腔黏膜最易受损而发生溃疡。溃疡最易发生在口腔颊黏膜、硬腭，其次是唇、舌、牙龈，甚至有的病人鼻腔黏膜也可发生类似症状。这种溃疡常是无痛性的，易与其他原因引起的溃疡相鉴别。红斑狼疮病人伴发的口腔溃疡一般无须特殊治疗，会随该病的控制而痊愈。但红斑狼疮病人出现口腔溃疡时，一定要注意口腔卫生，不要吃辣椒、葱、蒜等辛辣食物，以免刺激溃疡创面。如果溃疡创面较深，疼痛较重，以致影响病人进食，可试用冰硼散、双料喉风散等外敷，服用清胃散之类的清胃泻火中药也有一定疗效。

◈ **专家点评**

口腔溃疡是红斑狼疮的重要症状之一，且具有一定的特异性，并被列入红斑狼疮的诊断标准。

28. 系统性红斑狼疮病人的水肿有何特点？

系统性红斑狼疮会出现水肿，往往从足背、足踝、小腿、大腿向上发展至阴部、臀部、腰部、腹部和胸部。严重者可出现全身弥漫性水肿，病人尿量可减少。实验室检查可出现血清白蛋白低和蛋白尿。

◈ **专家点评**

系统性红斑狼疮可出现程度不一的水肿。

29. 什么是狼疮性肾炎？

狼疮性肾炎是系统性红斑狼疮的肾损害，常见表现包括蛋白尿、血尿、水肿、高血压及肾功能不全。系统性红斑狼疮是临床较常见的结缔组织病，出现肾损害临床症状者约占70%；如行肾活检，则几乎100%有肾损害。

◈ **专家点评**

系统性红斑狼疮易于累及肾，临床表现可轻可重。

30. 系统性红斑狼疮为什么会发生狼疮性肾炎？

由于免疫功能失调，产生大量自身抗体，并与相应抗原结合形成免疫复合物沉积于肾小球，可能是狼疮性肾炎的主要发病机制。某些补体成分及其受体功能缺陷，引起清除体内免疫复合物的能力下降，可加重其在肾组织中的沉积。本病的病理改变有多种类型，常见有弥漫性增生性肾小球病变、局灶性节段性增生等。各种病理类型可随病情发展或治疗而相互转化。

中医学认为，本病发病的原因多为先天禀赋不足，肾精亏损，感受湿热邪毒，以致阴阳不调，气血失和，五脏六腑受损，皮、脉、肉、筋、骨失去濡养而发病。由于邪毒炽盛，脏腑受损，肺、脾、肾三脏及三焦水液代谢功能失调，肺不能通调水道，脾不能运化水湿，肾不能温阳化气，三焦气机壅塞，决渎无权，而致水湿内停。邪毒炽盛，损伤肾络，血不循行，溢于脉外。

◈ **专家点评**

西医和中医对狼疮性肾炎的发病机制认识有所不同。

31. 狼疮性肾炎的发病机制是什么？

要回答这个问题，首先要从肾的结构和功能谈起。肾是人体最重要的排泄器官之一，左、右各一个，位于腰部，腹膜后，其大小、重量随年龄、性别而不同。肾由肾单位、近血管球复合体，以及肾间质血管、神经等组成。每个肾约有100万个肾单位，每个肾单位由肾小球、肾小囊、肾小管等组成，实际上每个肾小球就是一个毛细血管团。肾小球有血液滤过功能，而肾小管则有重吸收、分泌排泄功能，最终形成尿液排出体外。

红斑狼疮是因免疫功能紊乱，产生多种自身抗体，形成免疫复合物而引起全身性血管炎，导致组织炎性损伤的自身免疫性疾病。既然如此，那么肾小球毛细血管团则首当其冲。研究证实，抗核抗体中的抗双链DNA抗体与肾小球的DNA相结合，形成免疫复合物，沉积在肾小球毛细血管基底膜，激活补体并释放趋化因子吸引中性粒细胞，当中性粒细胞脱颗粒时又释放炎症介质而导致肾小球肾炎。不仅如此，肾脏除肾小球以外的其他动静脉同样也存在炎症反应，这就形成了一个全肾炎，不管是肾小球还是肾小管都会受到影响，最终引起肾功能的损害。

狼疮性肾炎虽然是红斑狼疮比较严重的病变，但若积极治疗，还是有希望治愈的。目前西医所采用的是激素与免疫抑制药联合用药，可收到良好的效果。特别是配合中医中药，通过辨证论治，不但治疗了疾病本身，还可减轻西药的副作用。

◆ 专家点评

红斑狼疮产生的自身抗体形成免疫复合物沉积在肾，导致组织炎症性损伤，是狼疮性肾炎的可能发病机制。

32. 狼疮性肾炎临床表现有什么特点？

（1）全身表现：大部分狼疮性肾炎病人（约80%以上）是在系统性红斑狼疮发病1～3年后出现。少数病人则以狼疮性肾炎为其首发症状，甚至有关狼疮的血液学检查亦可阴性。个别病人出现狼疮性肾炎后15年始有系统性红斑狼疮的其他典型症状。狼疮性肾炎的全身表现以发热、关节炎和皮损最为常见（出现率分别为87%、70%、68%）。伴随受累的系统有肝（19%～40%）、心脏（约30%）、中枢神经系统（13%～20%）、造血器官及多发性浆膜炎等。系统性红斑狼疮累及肾时，常伴脱发、口腔溃疡，而关节炎的发生率较无肾受累者为低。

（2）肾脏表现：狼疮性肾炎表现与原发性肾小球肾炎类似，起病可隐袭也可急骤，病程一般较长，有或无自觉症状。水肿是常见的临床表现之一，往往是病人就诊的主要原因。夜尿增多是早期症状之一，常反映尿浓缩功能障碍。约1/6的病人在确诊时有肾功能不同程度减退。

◆ **专家点评**

狼疮性肾炎临床表现多样，轻重不一，并与系统性红斑狼疮病人的肾外表现有一定的相关性。

33. 如何诊断狼疮性肾炎？

（1）诊断要点：①病史；②系统性红斑狼疮病人如有尿液异常，结合高血压、水肿等临床肾损害表现和肾功能减退的实验室证据，即可成立狼疮性肾炎的诊断；③常规检查不能确诊者，应做特异性检查，如抗核抗体、补体冷球蛋白、抗ds-DNA抗体测定等；④肾活检，可以明确病理类型和与其他原因所致的肾炎鉴别，对无肾脏临床表现的狼疮性肾炎可以早期诊断；⑤对无肾外表现的狼疮性肾炎病人，可采用非暴露部位外观正常的皮肤做活体组织检查，有时可发现真皮与上皮连接处有

IgG、IgM、C3等沉积（狼疮带试验），有利于早期诊断。

（2）病情活动的指标

①实验室检查：a.血中免疫球蛋白增高；b.抗核抗体或抗DNA抗体滴度升高，免疫复合物阳性，补体成分下降；c.血及尿纤维蛋白原裂解产物（FDP）增高。

②肾活检病理：a.肾小球局灶性坏死；b.细胞增生程度严重；c.基膜铁丝圈样改变；d.肾小球小动脉症；e.广泛性间质性炎症；f.电镜发现内皮下及系膜区电子致密物沉积较多，核染色质碎片较多及苏木紫小体（又称为苏木素小体或苏木精小体）。

专家点评

典型的狼疮性肾炎易于诊断，但不典型者多须借助于实验室检查，特别是肾活检。

34. 狼疮性肾炎如何进行临床分型？

根据其临床表现，狼疮性肾炎可分为以下几型。

（1）无症状蛋白尿和（或）血尿型：此型较常见，没有水肿、高血压等临床表现，主要表现为轻-中度蛋白尿（＜2.5g/d）和（或）血尿。

（2）急性肾炎综合征型：较少见，临床上酷似链球菌感染后的急性肾炎。起病急骤，有血尿、蛋白尿、管型尿，可有水肿、高血压，偶可发生急性肾衰竭。

（3）急进性肾小球肾炎型：较少见，在临床上酷似急进性肾小球肾炎。起病急骤、发展迅速，出现少尿甚至无尿，有血尿、蛋白尿、管型尿，可有水肿，常无或有轻度高血压，迅速发生、发展的贫血及低蛋白血症，肾功能迅速恶化，在几周和几个月内发生尿毒症。

（4）肾病综合征型：本型常见，约60%的病人表现为此型。其临床表现为大量蛋白尿（＜3.5g/d）及低蛋白血症（＜30g/L），可有严重水肿但不一定有血胆固醇增高。如不及时治疗，多数可于2～3年发展成尿毒症。

（5）肾炎综合征型：表现为持续性蛋白尿、血尿、管型尿，可有不同程度水肿、高血压、贫血及肾功能不全。病程很长，迁延不愈，可发生尿毒症，预后差。

（6）肾小管综合征型：少见，临床表现为肾小管酸中毒。夜尿增多，水肿、高血压、尿中β$_2$-微球蛋白增多，半数病人肾功能减退。狼疮性肾炎晚期可发生尿毒症，此时病人临床狼疮活动的表现可消失或不典型。

◆ **专家点评**

狼疮性肾炎根据临床表现可分为6型，并有助于治疗方案的选择。

35. 狼疮性肾炎实验室检查有何异常？

（1）贫血：约80%的病人有中等度贫血（正常细胞形态、正色素性贫血，偶为溶血性贫血），血小板减少，约1/4病人全血细胞减少。

（2）血沉增快：90%以上病人血沉明显增快。

（3）血浆蛋白异常、血浆白蛋白降低：可能与尿中蛋白丢失及肝脏合成能力下降有关。球蛋白显著增高，电泳呈γ球蛋白明显增高。一些病人类风湿因子阳性（19S-IgM，一种抗IgG球蛋白抗体），或呈混合性多株IgG/IgM冷球蛋白血症，均是免疫球蛋白增高的表现。

（4）血清抗核抗体或抗DNA抗体阳性：间接免疫荧光法测定可见膜状分布。抗Sm抗体（抗ENA抗体）的阳性率为20%～30%，特异性很高。免疫复合物（DNA、抗DNA复合物）可为阳性，狼疮细胞阳性（血白细胞受抗核抗体等致敏、破坏，释放出细胞核，而细胞核又被多核白细胞吞噬所致）。

（5）血清补体下降：血清总补体及C3、C1q、C4、C2均明显下降。

（6）FDP增高：血及尿纤维蛋白原裂解产物增高。

（7）尿液成分变化：是狼疮性肾炎重要的实验室证据，其变化多样，包括由单纯蛋白尿到重度蛋白尿伴明显肾炎样尿改变，如血尿，白细胞、红细胞管型等。

◆ 专家点评

狼疮性肾炎病人可伴有多项实验室检查异常，但多无特异性。

36. 如何区分狼疮性肾炎和普通肾炎？

很多狼疮性肾炎病人由于出现大量的蛋白尿而被误诊为普通肾炎。

肾是红斑狼疮最常受侵害的器官，狼疮性肾炎也是临床医学专家研究最多的问题。狼疮性肾炎是由于免疫复合物在肾脏内沉积所致，它和一般肾炎的不同点是常可在血中找到自身抗体，其中最主要的抗体是抗双链DNA抗体，该抗体与肾损害有着十分密切的关系。在电子显微镜和免疫荧光显微镜下，可以看到肾内有大量免疫复合物沉积。1982年世界卫生组织（WHO）对狼疮性肾炎做了如下分型。Ⅰ型：微小病变型，病理检查正常，有少量蛋白尿，预后好。Ⅱ型：系膜增生型，病变局限在肾小球系膜区，预后也较好。Ⅲ型：局灶增殖型，病变局限在肾小球的部分组织，经过积极治疗，预后也较好，但病情较前两型略重。Ⅳ型：弥漫增殖型，整个肾小球都有病变，过去预后较差，现在有了激素、环磷酰胺等药物，5年存活率达到80%。Ⅴ型：病变在肾小球基底膜，可有蛋白尿、高脂血症，经治疗预后相对较好。Ⅵ型：硬化型，整个肾小球硬化成一个纤维网状，肾功能差，无法恢复，此时用药要防止药物不良反应对机体的损害，病人往往需要借助透析疗法才能生存。

◆专家点评

狼疮性肾炎与一般肾炎的不同点是可以在血中找到自身抗体，且在电子显微镜和免疫荧光显微镜下可以看到肾脏有大量免疫复合物沉积。

37. 狼疮性肾炎应与哪些疾病相鉴别？

由于狼疮性肾炎临床表现多样，故误诊率较高，临床上必须与以下疾病相鉴别。

（1）原发性肾小球疾病：如急、慢性肾炎，原发性肾小球肾病。这类疾病多无关节痛或关节炎，无皮损，无其他器官受累表现，血中抗 ds-DNA 阴性。

（2）慢性活动性肝炎：此病也可出现多发性关节炎、疲劳、浆膜炎、抗核抗体阳性、狼疮细胞阳性、全血细胞减少，也可有肾炎样尿改变，但一般肝大明显，有蜘蛛痣、肝病面容及肝掌等肝病表现，必要时可行肝活检。

（3）狼疮性肾炎发热与并发感染的鉴别：系统性红斑狼疮

并发感染时往往可发现感染灶，无其他疾病活动的表现。同时，并发感染时血沉增快和C反应蛋白升高，而狼疮活动时血沉增快，而C反应蛋白常不变或轻度升高。

此外，应注意与痛风、感染性心内膜炎、特发性血小板减少性紫癜、癫痫、混合性结缔组织病等相鉴别。

◆ **专家点评**

狼疮性肾炎易于误诊，须与多种疾病相鉴别。

38. 狼疮性肾炎的预后与哪些因素有关？

狼疮性肾炎是系统性红斑狼疮的主要死亡原因，其预后与下列因素有关：①年轻男性发生肾衰竭的危险性高；②氮质血症缓慢进展预示慢性不可逆性肾衰竭的来临，而肾功能迅速下降表示存在活动性、可治性或潜在可逆性；③持续低补体血症对狼疮性肾炎发生慢性肾衰竭有一定的参考价值；④及时正确地控制狼疮性肾炎活动可明显改善预后；⑤肾活检标本慢性指数与慢性肾衰竭有等级相关。

◆ **专家点评**

狼疮性肾炎是系统性红斑狼疮的主要死亡原因，其预后与多种因素有关。

39. 系统性红斑狼疮损害肾脏，最后都会发展到需要透析的程度吗？

狼疮性肾炎病变可持续存在多年，有大量蛋白尿或肾病综合征者，膜性狼疮性肾炎有严重基底膜增厚的病变者，以及弥漫增殖型肾炎、肾小球有广泛病变或明显纤维化者，发展为肾衰竭的可能性很大。肾损害较轻的局灶增殖型肾炎和系膜型肾炎也有可能发生进行性肾衰竭。肾衰竭病人肌酐、尿素氮、尿酸增高，如病程短，通过药物治疗可以使其下降至正常水平，不必进行血液透析，但也有部分病人会演变为尿毒症，少尿、无尿、代谢性酸中毒和高血钾需要进行血液透析治疗。透析是治标，治本还是要控制狼疮本身。

◆ 专家点评

若治疗合理，相当部分狼疮性肾炎病人的肾功能可处于正常水平。但若治疗不合理，该病也可能发展到需要透析的程度。

40. 系统性红斑狼疮为什么会发生浆膜腔积液？

1982年美国风湿病学会修订的系统性红斑狼疮诊断标准和我国风湿病学会公布的系统性红斑狼疮诊断标准，都把"浆膜炎"作为该病的诊断指标之一，说明"浆膜炎"是系统性红斑狼疮的主要症状。据统计，1/3病人有单侧或双侧胸膜炎，30%病人有心包炎，部分病人有腹膜炎。各部位的浆膜炎可伴有少量或中等量渗出液，有的甚至呈血性。

为什么系统性红斑狼疮会有浆膜腔积液呢？因为人的胸腔、腹腔、心包腔都有一层内膜（称为脏层），能分泌少量浆液，医学上称为浆膜，在正常生理状态下通过毛细血管来营养浆膜组织，维持正常的生理功能。以心脏为例，其浆膜分泌的少量浆液像机器的润滑油一样，润滑着心脏的搏动，使心脏完成泵血功能和其他功能。

　　患系统性红斑狼疮后，浆膜的毛细血管由于免疫复合物的沉积而发生炎症反应，毛细血管壁的通透性增大（特别是当病人合并氮质血症时，毛细血管的渗透压降低），使大量炎性液体从血管内渗透到浆膜腔中，而形成胸腔积液、腹水和心包积液等，以致影响相应的生理功能，产生临床症状。胸腔大量积液时会引起呼吸困难；心包大量积液时会出现气短和心悸，严重时可出现心脏压塞，危及生命。浆膜腔积液可作为红斑狼疮的首发症状出现，也可作为狼疮活动加剧的症状出现，但不管哪种情况，都预示红斑狼疮高度活动，应积极治疗，到有条件的医院找专科医师及时处理。临床观察证明，当浆膜腔大量积液时，不积极治疗原发病而采取抽液减压方法，不但于治疗无益，反而会加重病情，应引起高度重视。

　　浆膜腔积液，对激素治疗的反应较好，一般都能得到控制。

专家点评

　　系统性红斑狼疮可伴有浆膜腔积液，且浆膜腔积液提示红斑狼疮处于高度活动状态，应积极治疗。

41. 系统性红斑狼疮病人的心脏损害有什么特征？

　　据统计，系统性红斑狼疮病人50%～89%有心脏损害，超声检出率为36%～88%，尸体检出率为53%～83%。

　　心脏症状最常见的为心包炎，约30%的病人有心包炎。狼疮性心包炎以干性为主，为纤维素性。但很多病例出现心包积液，大量积液时可见心脏压塞症状，如两层心包粘连，可造成缩窄性心包炎。病人除有心前区不适及气急外，主要表现为心前区疼痛，心包摩擦音，心音减弱，X线显示心影增大。超声检查更易确诊。

其次为心肌炎。狼疮性心肌炎表现为气短、心前区疼痛、心动过速、心音减弱、奔马律、心律失常和脉压变小，继之出现心脏扩大，可导致心力衰竭。心电图检查可出现相应改变，如广泛低电压，ST段升高，T波低平或倒置，P-R间期延长。

系统性红斑狼疮的心内膜炎无典型症状，常与心包炎并存，生前较难做出诊断。主要是心内膜受损，症状不明显，当病重累及瓣膜时（常见的为二尖瓣，偶尔有主动脉瓣与三尖瓣同时受累），造成瓣膜狭窄或闭锁不全。如果心内膜内有血栓形成，可脱落引起栓塞。

此外，系统性红斑狼疮发生心肌炎时，由于炎症扩展侵犯房室结及左右束支，特别是冠状动脉，使窦房结、房室结和房室附近动脉管腔变窄，心脏传导系统产生局限性退行性病变，引起房性、室性期前收缩，各级房室传导阻滞及快速性的心律失常。

心脏病变的治疗主要还是用激素和其他免疫抑制药。若治疗及时、得当，大多数病人病情可得到较好的控制。

专家点评

心脏损害是系统性红斑狼疮的常见脏器损害之一，临床表现复杂多样。

42. 系统性红斑狼疮呼吸系统损害有哪些临床表现？

胸膜和肺部病变是系统性红斑狼疮经常伴随的疾病，甚至可以是系统性红斑狼疮的首发和主要病变。系统性红斑狼疮可有各种肺间质疾病表现，如急性狼疮性肺炎、亚急性或反复的间质渗出及慢性弥漫性间质性肺炎，其他表现还有胸膜炎伴有或不伴有胸腔积液、肺血管疾病（肺出血、肺血管炎、肺栓塞）和阻塞性细支气管炎等。

（1）临床特征：急性狼疮性肺炎表现为急性或亚急性呼吸困难，伴咳嗽和发热，少见咯血。体格检查可见到发绀，肺部听诊可闻及啰音，无杵状指。系统性红斑狼疮的慢性间质性肺炎或纤维化的表现类似其他心血管疾病-胶原血管病相关性间质性肺疾病（CVD-CILD）。

（2）X线胸片：急性表现为以两肺基底部为主的弥漫性或斑片样渗出影，可伴胸腔积液和心影增大。亚急性病例可表现为游走性和反复出现的密度增高影。慢性阶段呈现弥漫性网状、网结节状改变或伴蜂窝肺。

（3）肺功能：主要表现为肺弥散功能降低，限制性通气功能障碍和低氧血症。

（4）血常规检查：中性粒细胞和淋巴细胞增多。

◆▶ 专家点评

系统性红斑狼疮经常累及呼吸系统，临床表现复杂多样，实验室检查缺乏特异性。

43. 系统性红斑狼疮与吸烟有关吗？

最新的研究结果表明，吸烟者患系统性红斑狼疮的危险性增加。红斑狼疮有多种不同的病变形式，其中以系统性红斑狼疮为最严重的一种。这是一种难治性疾病，其特点是身体多种组织器官的病变和破坏，受累器官包括关节、皮肤、心脏、肾和中枢神经系统。红斑狼疮是一种自身免疫性疾病，也就是说是由于人体的免疫系统错误地对自身组织进行了免疫攻击所致。

新墨西哥大学健康研究中心的 Najeeb O. Ghaussy 及其同事在2002年的《风湿病学》杂志上发表了一篇研究论文，其中提到："本研究结果进一步证实，吸烟是红斑狼疮的重要危险因素。"该研究是科学家首次证实在西班牙裔人群中系统性红斑狼疮与吸烟之间存在相关性。研究人员对125名系统性红斑狼疮病人与125名年龄与性别配对的健康成年人进行了调查，结果发现至今还在吸烟的人发生红斑狼疮的危险性是非吸烟者的7倍，而既往吸烟的人发生红斑狼疮的危险性是非吸烟者的4倍。Ghaussy 等指出："发现吸烟对自身免疫病的发生有影响并不令人吃惊。因为香烟中含有至少55种化学物质能够影响细胞的生长或细胞的生存能力，如一氧化氮、氰化物、肼、对苯二酚等都有这方面的作用。同时，吸烟还可以与其他环境因素一起作用诱发自身免疫病的发生。"

❀ **专家点评**

吸烟是红斑狼疮的重要危险因素。

44. 系统性红斑狼疮病人为什么会出现厌食、恶心和呕吐？

系统性红斑狼疮病人厌食发生率为49%～82%，恶心发生率为11%～38%，呕吐发生率为4%～12%，在患儿中发生率更高。在病情活动期，约有1/3病人这些症状明显并持续，随着原发病活动控制而消失。因此，应加强原发病治疗，及早控制病情，缓解厌食等症状。需注意的是，系统性红斑狼疮病人多长期用药（包括水杨酸类、非甾体消炎药、抗疟药、糖皮质激素和细胞毒药物等），这些药物对消化道均有毒性作用，也可诱发厌食、恶心、呕吐，甚至停药后还持续数周。在这种情况下，则须调整药物剂量或种类，加强对症治疗。所以，系统性红斑狼疮病人在治疗过程中出现上述症状，应及时找专科医师就诊，以明确是哪种原因所致，及时调整治疗方案，切忌盲目自行停药或加大药物剂量，以免延误病情。

◆ **专家点评**

　　红斑狼疮病人厌食、恶心、呕吐的发生率并不低，且原因多样，应针对病因治疗。

45. 系统性红斑狼疮病人为什么会出现呕血、便血？

　　系统性红斑狼疮是一全身性结缔组织病，消化系统也是靶器官，其基本的病理生理机制是血管炎，源于免疫复合物在血管壁沉积，累及消化道组织内的小动脉、小静脉和微静脉，造成消化道黏膜溃疡，从而导致呕血、便血。有时引起较大血管如肠系膜血管等的坏死性炎症，即所谓"狼疮性肠炎"，可出现胃动力缺失，十二指肠淤滞、黏膜溃疡，结肠或小肠缺血、水肿、溃疡、出血、套叠、梗死、坏死或穿孔等，可出现消化道大出血，是系统性红斑狼疮最严重的消化系统并发症，常危及生命。据统计，系统性红斑狼疮本身引起呕血、便血的发生率并不高于正常人群，但由于使用激素或非甾体类消炎药，常引起急性胃黏膜病变或药物相关的消化性溃疡，以致出现呕血和（或）便血。因此，系统性红斑狼疮病人出现呕血、便血，首先应尽可能弄清其原因，一时难分辨者须深入检查及随访，以便针对病因处理。平时亦应加强抑酸和胃黏膜的保护，减少药物不良反应的发生。

专家点评

红斑狼疮病人可累及消化系统，临床可表现为呕血、便血，但呕血、便血也可能是因治疗红斑狼疮的药物所引起。

46. 儿童出现腹泻与系统性红斑狼疮有关系吗？

腹泻在我国儿童疾病谱中属第二位常见病、多发病（仅次于呼吸道感染）。当红斑狼疮患儿出现腹泻时，很容易被当作普通的儿童腹泻进行治疗。由于系统性红斑狼疮是一多系统受累的疾病，消化系统受累并不少见，其中腹泻的发生率为4%～12%，患儿发生率更高，导致以腹泻等消化道症状为首发或主要表现的儿童系统性红斑狼疮常被误诊或漏诊。一旦小孩出现腹泻，首先要查清病因，注意观察患儿有无其他系统受侵犯的症状及体征，及时行相关的免疫指标检测，以确诊或排除系统性红斑狼疮，再根据病因进行治疗。

已经确诊的系统性红斑狼疮患儿，出现腹泻时不能简单视之为普通的小儿腹泻，要警惕是否有狼疮活动，或是治疗系统性红斑狼疮的药物引起的不良反应。须尽快到专科医师处就诊，以明确是否有病情活动，或是药物不良反应，或是在原发病基础上合并消化道疾病，由医师根据病情的具体情况进行相应的处理，切忌自行服用各种缓泻药物或抗生素，这样会掩盖真实的病情，给患儿带来不可挽回的伤害。

◆ **专家点评**

　　儿童出现腹泻可能是狼疮的首发或主要临床表现，也可能是普通的儿童腹泻或治疗红斑狼疮的药物不良反应，应区别对待。

47. 系统性红斑狼疮病人的肝脏会受侵犯吗？

　　系统性红斑狼疮病人的肝脏会受到侵犯，其中最常见的是肝功能异常（约50%），病人可出现转氨酶升高、白蛋白降低、球蛋白上升、胆酸升高等。其原因除疾病本身影响外，还可由治疗红斑狼疮的药物，如非甾体类消炎药、甲氨蝶呤等引起。另有10%～32%病人发生肝大，一般为单纯性轻度肿大，1%～4%会出现黄疸。一旦病人出现自身免疫性肝炎，会有乏力、厌食、低热、黄疸、肝脾大，病情反复，易进展为肝硬化和肝衰竭。值得注意的是，系统性红斑狼疮本身引起的肝损害，除轻度的非特异性变化外，还可并发多种病理形态的肝病，其中以脂肪肝最多见，还可有慢性活动性肝炎、肝硬化、肉芽肿性肝炎及胆汁淤积，严重者可引起死亡。有时区分某些严重肝病是由于系统性红斑狼疮本身引起还是其他原因所致相当困难。

◆ **专家点评**

　　红斑狼疮可侵犯肝脏，临床表现多样，轻重不一，但须排除治疗药物或其他原因所致肝损害。

48. 系统性红斑狼疮病人出现背部、肩部疼痛须做哪些检查？

系统性红斑狼疮病人常有关节痛，部分病人会有肌肉疼痛等周身疼痛症状，特别是病情活动时，此时除查血沉、补体、血常规、超敏C反应蛋白等指标外，也要检查关节、肌肉及肌腱等（包括体格检查及有关的辅助检查如关节照片等）。尤其应该注意的是容易漏掉以下情况：①长期服用激素，尤其是曾经用过大剂量激素冲击治疗的病人，要警惕激素相关性骨质疏松导致病理性骨折引起的肩部、背部疼痛，及时行关节X线甚至MRI检查以明确；②系统性红斑狼疮本身受长期应用激素的影响，病人易出现动脉硬化，当病人出现左肩背部疼痛，尤其是不能用其他原因解释者，要警惕冠心病，特别是不典型心肌梗死的可能，行心电图、心肌酶谱等动态监测以及时诊治；③病人肺部、胸膜经常受侵犯，当出现肩部、背部疼痛时还应想到胸膜炎等的可能，此时，胸部X线检查特别是CT检查可能会有帮助；④红斑狼疮病人（1%～4%）可能有胰腺炎，其最初表现以肩部、背部出现放射性剧痛，伴恶心、呕吐为主。检查血、尿淀粉酶水平有助于诊断。

💠 **专家点评**

红斑狼疮病人出现肩背部疼痛的原因很多，应及时做相关检查以明确病因，以利于进一步治疗。

49. 有时候一天一句话也不说，有时候又很兴奋，这也与系统性红斑狼疮有关吗？

有关系统性红斑狼疮病人异常行为表现的报道，最早出现于1875年。随着对本病精神病理学研究的深入，发现系统性红斑狼疮病人的精神症状发病率高达71%，且其临床表现多种多样，从焦虑抑郁、兴奋躁狂到幻觉、木僵、违拗等均可出现。系统性红斑狼疮病人出现精神症状，既有可能是疾病直接引起脑血管病变所造成，也可能属于病人本身对疾病所产生的心理反应和适应障碍，还有可能是由于治疗药物所引起的精神性不良反应。因此，当一名红斑狼疮病人行为出现异常，有时候一天一句话也不说，有时候又很兴奋，医护人员及病人家属都不应等闲视之，而应积极查找病因，对症下药，理解病人的感受和情绪变化，帮助病人早日解决精神困扰。

◆ 专家点评

系统性红斑狼疮病人的异常行为并不少见，病因复杂，临床表现多样。

50. 系统性红斑狼疮病人为什么会经常头痛？

头痛和偏头痛常是狼疮脑损害较早出现的症状，其发生可能是因为脑血管炎所致，已证实有免疫复合物沉积于脑血管。此外，系统性红斑狼疮继发高血压及应用皮质激素都可引起头痛。另外，系统性红斑狼疮并发无菌性脑膜炎、良性颅内高压，头痛也是其主要症状之一。值得注意的是，系统性红斑狼疮病人除中枢神经受累外，自主神经也可受累，病人常有自主神经功能不良的表现，如头痛、烧灼感等。

专家点评

　　系统性红斑狼疮病人可经常出现疼痛，需要专科医师根据病因进行治疗，切莫随便应用镇痛药。

51. 系统性红斑狼疮病人出现脑损害后病情是不是很重？

　　系统性红斑狼疮是一种全身性结缔组织病，可累及各个系统，包括脑部在内的神经系统。系统性红斑狼疮引起脑损害，有以下几个方面的原因：①疾病本身所致的血管炎；②脑血管梗死；③脑出血，包括蛛网膜下腔出血、硬膜下出血、颅内出血、微小出血等；④颅内感染，可导致脑膜炎、血管周围炎伴感染、脑炎等。临床上可表现为器质性脑综合征（器质性遗忘/认知功能不良、痴呆、意识改变）、精神病、偏瘫、抽搐、运动感觉障碍、头痛等。系统性红斑狼疮合并神经精神系统损害是病人致残和死亡的主要原因之一。因此，一旦病人出现脑损害，即提示病情危重，应及时积极诊治，以改善预后。

专家点评

　　系统性红斑狼疮病人出现精神神经系统症状多提示病情较重，要及时就医。

52. 系统性红斑狼疮病人出现偏瘫后还会好转吗？

系统性红斑狼疮病人由于疾病本身及治疗药物等所致的出、凝血功能异常，导致脑出血或脑梗死者会出现偏瘫，如果耽误诊治，病死率和致残率很高。若能及时加强原发病的治疗，并在此基础上积极对因治疗，如输注血小板，纠正由于低血小板所导致的出血，抗凝、抗血小板治疗以减轻或预防梗死加重，同时配合功能康复治疗，病情还是会有所好转的。

◆ **专家点评**

系统性红斑狼疮病人出现偏瘫后，病死率和致残率很高，但若合理治疗，病情会有所好转。

53. 系统性红斑狼疮病人出现大小便失禁还能恢复吗？

系统性红斑狼疮合并中枢神经系统损害者可出现大小便失禁，通过积极治疗，如甲泼尼龙冲击治疗，或并用甲氨蝶呤和地塞米松联合鞘内注射，病人的大小便能够完全恢复正常。也有部分病人在应用甲氨蝶呤和地塞米松联合鞘内注射后出现大小便失禁，考虑可能与该治疗有关，无须特殊处理，一段时间后也能恢复正常大小便。当然，若病人出现大小便失禁后未能得到及时的诊治，也会导致病人大小便失禁终身存在。

◆**专家点评**

　　系统性红斑狼疮病人出现大小便失禁原因很多，若针对病因合理治疗，大部分病人会恢复正常。

54. 为什么系统性红斑狼疮病人会出现淋巴结肿大？

　　淋巴结一方面是局部组织淋巴液的引流器官；另一方面，淋巴结内的各种细胞还参与全身免疫反应，各种不同的抗原刺激可使淋巴结发生反应性增生，即出现淋巴结肿大。系统性红斑狼疮是非器官特异性的全身性自身免疫性疾病，出现一系列异常的免疫反应，刺激淋巴结发生反应性增生，从而出现淋巴结肿大。另外，由于病人免疫功能紊乱，且治疗疾病本身须用激素、免疫抑制药等，部分病人会合并淋巴结结核，还有些病人同时合并淋巴瘤，这些都会导致淋巴结肿大，要注意鉴别，及时行淋巴结活检以明确诊断。

◆**专家点评**

　　系统性红斑狼疮病人出现淋巴结肿大应及时行淋巴结活检以明确诊断，以免延误淋巴结结核、淋巴瘤的诊治。

55. 系统性红斑狼疮会影响到眼睛吗？

　　系统性红斑狼疮病人的眼睛会受到影响。通常，系统性红斑狼疮的眼部表现多见于疾病的活动期，发生率为10%～28%。视网膜最容易受到损害，经常双侧受累。视网膜病变主要是棉絮状白斑及视网膜出血，亦可伴视盘水肿及附近视网膜水肿。

最严重的情况是视网膜血管阻塞，后者可导致视盘及视网膜新生血管形成，发生玻璃体出血，机化后引起牵拉性视网膜脱落。另外，当肾脏受累出现肾性高血压时，可伴有高血压引起的视网膜病变及贫血眼底改变。狼疮中枢神经系统受累也可产生一系列眼部症状，如复视、上眼睑下垂、瞳孔异常、视野缺损、眼球震颤、幻视等。若系统性红斑狼疮继发干燥综合征时，会出现干眼症。

◆▶**专家点评**

系统性红斑狼疮可侵犯眼部并出现相应的临床症状，严重者可出现视网膜脱落甚至失明。

56. **系统性红斑狼疮为什么会导致失明？**

系统性红斑狼疮视网膜受累，尤其是视网膜血管阻塞，可导致视盘及视网膜新生血管形成，而发生玻璃体出血，机化后引起牵拉性视网膜脱落，从而导致失明。此时除应积极治疗红斑狼疮外，还应配合使用肝素等抗凝药，以防视网膜血管栓塞，这样有可能恢复视力，一般须请专科医师协助诊治。此外，中枢神经系统受累时可直接影响视神经，发生球后视神经炎、视盘炎及前部视神经缺血性病变，病情严重及延误治疗者也有可能引起失明。

◆▶**专家点评**

系统性红斑狼疮病人出现失明严重影响生活质量，应重视眼部损害的早期发现、早期治疗。

57. 系统性红斑狼疮为什么会有鼻出血和牙龈出血？

系统性红斑狼疮病人出现鼻和牙龈出血是由红斑狼疮所致的血小板减少和（或）血小板功能异常所致。系统性红斑狼疮血小板减少的原因包括：①自身抗体导致血小板破坏增加、寿命缩短；②各种原因导致的血栓形成而致血小板消耗过多；③异常免疫细胞抑制骨髓产生血小板。此外，由于体内免疫异常造成血小板功能不正常也会导致鼻和牙龈出血。

◆**专家点评**

系统性红斑狼疮病人出现鼻和牙龈出血提示其血小板数量和（或）功能异常，疾病多处于活动期，应及早进行相关检查。

58. 为什么系统性红斑狼疮病人会出现月经不正常？

系统性红斑狼疮是一种多系统受损的自身免疫性疾病，好发于青年女性，除造成病人肾、血液及神经系统等重要器官损伤外，亦可影响病人的卵巢功能，造成月经提前、延期，经量明显增多或减少甚至闭经等。有研究显示，月经不正常与抗卵巢抗体、抗黄体抗体、抗甲状腺抗体等有关。另外，治疗系统性红斑狼疮的药物，如环磷酰胺、雷公藤等也会引起月经不正常。

◆**专家点评**

系统性红斑狼疮病人可出现月经不正常，但大部分在病情控制和去除药物等影响因素后可恢复正常。

59. 为什么新生儿也会患红斑狼疮？

　　新生儿红斑狼疮是由于母亲将体内的 Ro（SS-A）抗体经胎盘传给胎儿，使其出现皮肤损害和心脏传导阻滞。新生儿红斑狼疮多见于出生 3 个月内的婴儿。环形的鳞屑性红斑主要分布在面部、头皮、尤其眼眶周围，可呈"浣熊症"，也可发生在四肢及非暴露部位。有的患儿可出现血小板减少、白细胞减少、溶血性贫血、肝脾大、肾炎、肝炎等症状。患儿还可出现完全性或不完全性先天性房室传导阻滞。抗 Ro（SS-A/SS-B）抗体是本病的标志性抗体，通常在母亲和患儿的血中可以查到。新生儿红斑狼疮也可仅见皮损，而无其他症状。本病通常是一过性的，体内的 Ro（SS-A/SS-B）抗体在出生后 4～6 个月即可消失。患儿母亲有的是已确诊的系统性红斑狼疮病人，有的是在患儿出生后数周或数月才出现系统性红斑狼疮的症状，患新生儿红斑狼疮的患儿通常不应用糖皮质激素，大部分病例皮损及其他症状在 1 年内自然消退，仅少数患儿发展成为系统性红斑狼疮或其他自身免疫性疾病，建议长期随访。同时有皮损和房室传导阻滞的患儿死亡率高，多数需安装心脏起搏器。

◆ 专家点评

　　新生儿红斑狼疮是由于母亲将体内的 Ro（SS-A/SS-B）抗体经胎盘传给胎儿所致，临床表现为出现皮肤损害和心脏传导阻滞。本病通常为一过性的，一般不应用糖皮质激素治疗。

60. 儿童系统性红斑狼疮有何特点？

系统性红斑狼疮多发生在青年女性，但3～15岁的儿童也可患系统性红斑狼疮，女童较多见，男女之比为1：4。病人多为学龄儿童，临床表现除了成年人常见的症状外，还有许多不同的特点。儿童系统性红斑狼疮往往发病急，病情重，常累及多个器官和系统；而成年人多先从一个系统逐渐扩展至多个系统，面部皮疹常是首先出现的症状。儿童系统性红斑狼疮大多有肾损害，出现血尿、蛋白尿、白细胞尿、管型尿，病情较重，进展快，易发展为肾衰竭，是最常见的死亡原因。儿童系统性红斑狼疮有时血液系统的异常表现较为突出，主要表现为贫血、白细胞减少、血小板减少，患儿面色苍白、乏力、发热、牙龈易出血，四肢散在绿豆大小的暗红色紫癜样皮疹，伴肝、脾和淋巴结肿大，易被误诊为过敏性紫癜、溶血性贫血、白血病、再生障碍性贫血。另外，儿童系统性红斑狼疮与遗传有关，25%的患儿家族中有系统性红斑狼疮病史，而成年人仅5%有家族史。儿童系统性红斑狼疮的治疗与成年人相似，主要药物为肾上腺皮质激素和免疫抑制药。对有中枢神经系统损害和顽固性狼疮性肾炎的患儿，多主张应用大剂量激素冲击疗法，必要时加用免疫抑制药，病情可获得不同程度的缓解。

◈ 专家点评

儿童系统性红斑狼疮大多发病急，病情重，进展快，且多有肾损害，一旦确诊应积极治疗。

61. 老年性系统性红斑狼疮有何特点？

系统性红斑狼疮在50岁以上的老年人发病率较低，但并不少见，约占病人总数的12%。老年性系统性红斑狼疮在临床表现和自身抗体分布等方面与中青年病人相比，有许多特点。老年性红斑狼疮缺乏系统性红斑狼疮的典型临床表现，面部的蝶形红斑、盘状红斑、光敏感、脱发、雷诺现象、肾损害等较少见，而肌肉疼痛、肌无力、肺部病变发生率较高。最初的症状常表现为发热、小关节肿痛、消瘦、乏力，随后逐渐出现皮损、光敏感、口腔溃疡等症状；红斑狼疮的特异性抗体（抗双链DNA抗体和抗Sm抗体）和非特异性抗体（抗SS-A和抗SS-B抗体），以及补体C3下降的阳性率都较低。老年性红斑狼疮起病隐匿，临床上缺少一般的典型症状，故当老年人出现发热、乏力、小关节肿痛、消瘦、贫血、肺部损伤、浆膜腔积液同时伴其他系统症状时，应及时就诊，做有关检验检查，排除系统性红斑狼疮。老年系统性红斑狼疮用药需个体化，对轻症无内脏损害者，可用小剂量激素和非甾体抗炎药；对有狼疮性肾炎等脏器损害或脏器功能衰竭的重症者，则宜用激素加环磷酰胺，配合中医辨证施治。老年性系统性红斑狼疮一般病情较轻，疗效和预后相对良好。

◆ **专家点评**

老年系统性红斑狼疮多缺乏典型的临床表现，易于误诊。一般病情较轻，疗效和预后相对良好。

62. 男性系统性红斑狼疮有何特点？

红斑狼疮好发于中青年妇女，男性发病率较低，男女之比为1：(7～9)。男女性红斑狼疮在发病机制上可能有所不同。男性红斑狼疮病人面部皮疹、关节病变及雷诺现象的发生率明显低于女性，抗核抗体和抗双链DNA抗体阳性率也低，肾损害出现较早，且程度较重。5年生存率低，预后较差。男性系统性红斑狼疮症状一般不典型，面部蝶形红斑、盘状红斑、日光过敏、口腔溃疡、关节炎、免疫学异常少见，常以关节疼痛、发热、肾损害、皮肤损害为主要症状或首发症状，有时还表现为淋巴结肿大、乳糜性腹水、日光过敏、心肌炎和神经精神症状。由于男性红斑狼疮少见，所以很容易误诊。当男性病人出现原因不明的长期发热、面部和其他部位皮疹、关节痛及蛋白尿、管型尿时，需要警惕系统性红斑狼疮的可能。男性系统性红斑狼疮对常规类固醇激素治疗效果欠佳，常须加用免疫抑制药。

◆ **专家点评**

男性系统性红斑狼疮多缺乏典型的临床表现，易于误诊。肾损害出现得较早，且程度较重。对常规类固醇激素治疗效果欠佳，常须加用免疫抑制药，预后较差。

63. 红斑狼疮病人可以结婚及妊娠吗？

红斑狼疮好发于年轻女性，因而对于年轻女性来说能否结婚是她们关心的一件大事。一般来说，红斑狼疮病人是可以结婚的，但若病情处于活动状态或有严重内脏损害者暂不宜婚育。

许多人会问：怀孕会不会使病情复发或加重，生下来的孩子是否健康，红斑狼疮会不会遗传给下一代……目前多数文献报道认为妊娠可使红斑狼疮病情加重，尤其是有肾功能损害的病人，妊娠后可使尿蛋白增加，血尿素氮和肌酐上升，甚至发生肾衰竭。同时红斑狼疮对胎儿的影响也较大，流产、死胎、早产发生率较高，流产率可达22% ～ 28%，病人产后也可能病情加重。并且，红斑狼疮病人常需服用激素、免疫抑制药等药物，这些药物对胎儿影响更大，可以造成胎儿畸形。

所以，红斑狼疮病人妊娠必须慎重，狼疮活动或有明显肾、心脏损害或服用免疫抑制药的病人必须避免妊娠，以免使病情恶化和造成胎儿畸形。对病情轻而稳定、无明显内脏损害、渴望生育的病人可以在专科医师的指导下妊娠，定期到医院复查。如果在妊娠早期就出现病情急剧加重则应该果断终止妊娠。坚持妊娠而使病情恶化甚至死亡的例子已经屡见不鲜。对妊娠后病情轻度活动者可加用少量的糖皮质激素治疗，临产前提早进入产科病房，产后适当增加激素剂量。

◆▶**专家点评**

红斑狼疮病人妊娠可能会加重狼疮病情，但病情控制较好、无明显内脏损害、渴望生育的病人可以在专科医师的指导下妊娠。

64. 红斑狼疮病人实验室检查有哪些异常表现？

红斑狼疮病人往往需要做很多实验室检查，以便临床医师诊断和判断病情的严重程度。一般来说，盘状红斑狼疮很少有实验室检查异常，而在亚急性皮肤型红斑狼疮和系统性红斑狼疮病人则可以有很多方面的实验室异常。

（1）红细胞、白细胞、血小板、淋巴细胞减少，血红蛋白降低。

（2）红细胞沉降率（血沉）增快，是狼疮活动的指标，见于多数病人，活动期明显增加，缓解期恢复正常，但也有临床症状控制后血沉仍不下降者。

（3）白蛋白减少，球蛋白增加，以 α_2 和 γ-球蛋白增加为主。

（4）IgG 和 IgM 增高，尤以 IgG 增高明显。

（5）尿中可以出现蛋白和细胞管型，24小时尿蛋白定量＞0.5g 有诊断价值。

（6）30%～40%红斑狼疮病人可出现抗心磷脂抗体阳性，该抗体阳性可能与血小板减少、自发性流产与死胎、血栓形成、血管炎及神经系统病变有关。以往的梅毒血清试验已经被抗磷脂抗体检查取代。

（7）约有30%的病人出现类风湿因子阳性。

（8）红斑狼疮细胞阳性，对系统性红斑狼疮诊断价值较大，但现在已被抗核抗体（ANA）和抗双链DNA抗体（ds-DNA抗体）检查取代。

（9）抗核抗体（ANA）阳性。ANA滴度＞1∶64有诊断价值，抗体滴度随病情好转而下降，故连续观察滴度变化可以作为疗效观察的指标之一。有中枢神经系统损害的系统性红斑狼疮病人脑脊液中ANA阳性率可达70%，有助于狼疮性脑病和其他脑病相鉴别，但ANA阴性不能排除系统性红斑狼疮。

（10）抗双链DNA抗体（ds-DNA抗体）阳性，敏感性和特异性均较高，抗体的滴度与病情活动相关，既可作为诊断指标又可作为判断病情活动的指标，阳性者常伴有肾脏受累。

（11）可提取的核蛋白抗体中的抗Sm抗体阳性，此抗体阳性率较低，为30%～40%，但特异性高，可达95%以上，是系统性红斑狼疮的标志性抗体，其滴度与病情活动无关。

（12）75%～95%病人血清总补体下降，尤以补体C3、C4下降明显，这是因为在急性活动期形成大量免疫复合物消耗了血清中的补体所致。测定血清补体是判断病情活动的指标之一。

（13）狼疮带试验（LBT）。LBT特异性高，有助于系统性红斑狼疮的诊断和鉴别诊断。

（14）细胞免疫功能低下。红斑狼疮病人T淋巴细胞功能受损，抑制性T细胞与辅助性T细胞比例失衡，导致细胞免疫功能紊乱。系统性红斑狼疮病人还存在红细胞免疫功能低下，此与血液中IL-6和IL-8增高有关。

以上是系统性红斑狼疮最主要的实验室检查异常，还有许多其他的异常表现在此不一一列出。需要注意的是，并不是每个病人都会出现上述全部阳性结果，各项阳性结果也不一定同时发生，可以在疾病过程中相继出现。

◆专家点评

实验室检查对红斑狼疮的诊断和判定病情活动程度及随访治疗效果具有重要意义，但要结合临床表现具体分析，综合判断。

65. 狼疮细胞检查阴性就一定不是系统性红斑狼疮吗？

有些狼疮细胞检查阴性的红斑狼疮病人常有这样的疑虑：

既然狼疮细胞阴性为何还要诊断红斑狼疮呢？或狼疮细胞阴性是不是代表红斑狼疮已经治愈了呢？要解答这个问题需要了解什么是狼疮细胞。

狼疮细胞最早是由一个叫 Hargraves 的外国专家在病人骨髓中发现的。红斑狼疮（LE）细胞的形成需要以下4种因素的共同参与：①LE细胞因子，是一种抗核蛋白抗体，属IgG。②破碎的细胞核作为核抗原。③活的吞噬细胞，一般为中性粒细胞。④补体，吞噬时需补体参与。首先是LE细胞因子与细胞核作用，使其肿胀失去染色质结构，形成无结构的均质物质。在补体参与下许多吞噬细胞聚集在核物质周围形成"花瓣形细胞簇"，以后被一个吞噬细胞吞噬，吞噬细胞的核被挤在一边形成戒指状，即形成"LE细胞"。

虽然LE细胞检查对诊断系统性红斑狼疮的价值较大，但遗憾的是并不是所有的系统性红斑狼疮病人的血中都可以找到LE细胞，其阳性率并不高，为50%～70%，敏感性不及抗核抗体和抗双链DNA抗体高，所以目前已被抗核抗体和抗双链DNA抗体检查取代。在临床上还会遇到这样的情况：有些急性活动的系统性红斑狼疮病人在血中找不到LE细胞，而当病情治疗好转后却可以找到LE细胞，为什么呢？这是因为LE细胞形成需要补体的参与，而在急性活动期系统性红斑狼疮病人的血中形成大量的抗原-抗体复合物，此过程会消耗大量补体，所以病人血液中的补体偏低，缺乏补体就无法形成LE细胞，而当病情控制后血中的抗原-抗体复合物减少，补体消耗减少，血中补体水平上升，就可以形成LE细胞。

所以，狼疮细胞阴性也不能排除系统性红斑狼疮，还需要根据临床表现和其他实验室检查来确诊。

专家点评

狼疮细胞检查对诊断系统性红斑狼疮有一定的价值，但其敏感性较低，因此，狼疮细胞阴性也不能排除系统性红斑狼疮。特别需要指出的是，目前其已被抗核抗体和抗双链DNA抗体检查取代。

66. 测定抗双链DNA抗体有何意义？

系统性红斑狼疮病人可以产生多种针对自身成分的抗体。人的细胞核中主要有核酸和核蛋白两种成分，其中核酸分为核糖核酸（RNA）和脱氧核糖核酸（DNA），而脱氧核糖核酸又分为单链脱氧核糖核酸（ss-DNA）和双链脱氧核糖核酸（ds-DNA）。双链脱氧核糖核酸相应的抗体就叫作抗双链DNA抗体（ds-DNA抗体），测定这种抗体非常重要，主要有以下几方面的意义。

（1）确定诊断：抗双链DNA抗体的特异性可达90%，是系统性红斑狼疮特异性抗体。虽然此抗体偶尔也可以在其他结缔组织病中出现，但主要还是出现在系统性红斑狼疮中。抗双链DNA抗体的敏感性高于Sm抗体，活动期阳性率可达90%以上。

（2）监测病情：抗双链DNA抗体的滴度与病情波动相平行，病情加重时抗体滴度增高，病情缓解时抗体滴度降低或转阴，因此可以帮助医师判断病情变化，对疾病的治疗有指导作用。

（3）提示肾脏病变：抗双链DNA抗体阳性者往往合并肾损害，即狼疮性肾炎，而抗双链DNA抗体阴性者则提示肾损害较轻。

专家点评

抗双链DNA抗体检查对明确诊断、监测病情和随访治疗具有重要意义。

67. 抗核抗体阳性或阴性就一定是或不是红斑狼疮吗？

既然抗核抗体（ANA）是诊断红斑狼疮的一个重要指标，那么是不是查出抗核抗体阳性的人就一定有红斑狼疮了？其实并不是这样。实际上有一些正常人也会出现抗核抗体阳性，特别是年龄较大的人，其他结缔组织病也可以出现，只是抗体滴度并不高，一般为弱阳性。前面已经提过抗核抗体滴度＞1∶64时才有诊断价值，所以无其他异常的抗核抗体弱阳性并不能诊断为系统性红斑狼疮。

抗核抗体阴性就一定不是红斑狼疮吗？也不是。临床上有少数病人符合系统性红斑狼疮的诊断标准，但抗核抗体却持续阴性。可把这种病人称为抗核抗体阴性的红斑狼疮，是系统性红斑狼疮的一个亚型。但是约60%的此类病人可测出Ro（SS-A）抗体，因此Ro（SS-A）抗体阳性是诊断此型系统性红斑狼疮的重要依据。本型病人约占系统性红斑狼疮病人的2%，女性多见，发病年龄多在21～40岁。

专家点评

虽然抗核抗体是诊断红斑狼疮的一个重要指标，但由于其特异性和敏感性方面的原因，不能单凭此检查确定或排除红斑狼疮。

68. 系统性红斑狼疮的诊断标准是什么？

确诊系统性红斑狼疮目前国际上应用较多的是美国风湿病学会1997年提出的诊断标准。国内经过多中心试用认为其具有较高的敏感性和特异性，包括如下内容：①面部蝶形红斑；②盘状红斑狼疮；③日光过敏；④不伴有畸形的关节炎；⑤胸膜炎、心包炎；⑥癫痫或精神症状；⑦口、鼻腔溃疡；⑧尿蛋白0.5g/d以上或有细胞管型；⑨抗双链DNA抗体，抗Sm抗体，红斑狼疮细胞，梅毒生物学试验假阳性；⑩抗核抗体阳性（荧光抗体法）；⑪溶血性贫血，白细胞减少，淋巴细胞减少，血小板减少。

以上11项中符合4项以上者即可确诊为系统性红斑狼疮。

专家点评

系统性红斑狼疮的诊断要严格参照诊断标准，避免误诊和漏诊。

69. 如何早发现、早期诊断系统性红斑狼疮？

美国风湿病学会制定的系统性红斑狼疮诊断标准，迄今仍为世界各国所沿用。我国中华医学会风湿病专题学术会议于1982年3月也制定了系统性红斑狼疮诊断（参考）标准。由于系统性红斑狼疮早期表现常不典型，有时仅以一个症状、体征或实验室检查异常为主要依据，常不能确诊。那么如何才能及早发现早期系统性红斑狼疮病人？有下列1～2项者应怀疑系统性红斑狼疮，尤其是对青年女性，须进行随访观察及深入检查：

①长期原因不明的不规则发热；②肌痛、肌无力，无关节畸形肿胀的关节痛；③原因不明的肝、脾、淋巴结肿大；④原因不明的口腔、鼻黏膜溃疡；⑤原因不明的口、眼、鼻干燥；⑥雷诺现象，或其他血管病变、动脉炎、静脉炎；⑦血小板减少、白细胞减少、轻度贫血；⑧对多种药物过敏或光过敏；⑨无特异病原体的心、肺、胸膜、肾病变；⑩不明原因的血沉加快；⑪咽痛、咽部异物感，恶心、呕吐；⑫面部潮红、红斑或皮疹；⑬肝、肾功能异常，尤其是絮状反应异常，原因不明的持续高球蛋白或血浆蛋白减低；⑭尿液检查异常。

▶ **专家点评**

　　警惕早期不典型临床表现和实验室检查有助于早期发现系统性红斑狼疮。

70. 病人如何自己判断系统性红斑狼疮病情是否活动？

　　病人如何知道自己的病情有无活动呢？若有如下症状、体征出现，应考虑系统性红斑狼疮病情活动。

　　（1）自我感觉乏力、疲劳。正常情况下，病人出现比平时容易疲劳，而且经过休息没有明显好转的现象。

　　（2）全身各个关节疼痛、红肿，或伴晨僵或有关节积液。

　　（3）新出现的皮疹（如颊部红斑、盘状红斑、冻疮样皮损、多形性红斑样皮损、血管炎性皮肤病变、甲周红斑等）或原有皮疹加重。

　　（4）不明原因的发热或不明原因的血沉明显加快。

　　（5）新出现或经常发作的口腔或鼻部溃疡，明显增加的脱发。

（6）胸骨后或心前区钝痛；尖锐性胸痛，呼吸、咳嗽或吞咽动作时加重；身体前倾时胸痛减轻，可能是胸膜炎或心脏、心包病变。

（7）血常规检查发现白细胞、血小板、血红蛋白低于正常水平或尿常规中出现尿蛋白和红细胞。

（8）不明原因的腹痛、腹泻、恶心、呕吐，经抗感染治疗的没有好转。

（9）幻觉、妄想、被控制感等思维障碍；轻度躁狂、抑郁等精神症状；意识障碍、定向力障碍、不能计算等器质性脑病综合征；出现持续的头痛、抽搐等。

专家点评

病人掌握红斑狼疮病情活动时可能的临床表现或实验室检查，有助于及时复诊，选择合适的治疗方案，提高生活质量和延长生存期。

71. 什么样的红斑狼疮病人应住院治疗？

一般来说，红斑狼疮在活动期宜住院治疗。活动期病人因病情不断恶化，必须采取果断措施，以控制病情的进一步发展。由于病人的体质不同，即使是病情相同的病人，对药物的反应也不相同，用同样的药物对此病人有效，对其他病人可能无效，因此需要不断地调整用法和剂量。通常从如下三个方面判断红斑狼疮的活动度：①临床症状，如皮疹、浆膜炎等活动性炎症损伤或其他免疫损伤，如溶血性贫血、血小板减少性紫癜、狼疮性肾炎、狼疮性脑病等；②有全身症状，如发热、无力、疲倦、体力下降等；③实验室检查，若白细胞减少，抗双链DNA

抗体效价增高，CH50、C3水平下降等，一般说明病情恶化，相反则表示好转。此外，还可观察血沉、C3a等。总之，须对各种指标变化进行连续动态观察，才能正确判断红斑狼疮病人病情的活动度。

◆**专家点评**

　　掌握好红斑狼疮病人的住院指征，既有助于病人得到及时合理的治疗，又可避免医疗卫生资源的浪费，减少病人的经济和精神负担。

72. 治疗红斑狼疮的常用方法及药物有哪些？

　　（1）水杨酸和非甾体抗炎药：水杨酸和非甾体抗炎药主要用于治疗无内脏受累的系统性红斑狼疮，可缓解系统性红斑狼疮引起的发热、关节痛等症状。一般应用水杨酸盐制剂如阿司匹林、吲哚美辛或布洛芬。此类药物使用后可引起病人血清肌酐升高，对有肾损害的病人应慎用。不宜采用多种甾体类药物联合治疗。

　　（2）皮质激素及免疫抑制药：皮质激素是现有治疗系统性红斑狼疮最重要的药物。常用的皮质激素包括泼尼松、甲泼尼龙和地塞米松等。常用免疫抑制药有环磷酰胺（CTX）、硫唑嘌呤和甲氨蝶呤等。免疫抑制药主要在下列情况下采用：①单独使用激素无效者；②对长期大剂量激素治疗不能耐受者；③为了更有效地控制某些器官损害；④在急性症状得到控制后，为了进一步减少激素维持量，或更顺利地逐渐递减激素。免疫抑制药的主要不良反应有感染、骨髓造血功能抑制，以及过敏和药物毒性反应等。

（3）抗疟药：常用氯喹或羟氯喹，具有抗光敏感、抗感染、抑制免疫等作用，可以控制皮损和轻度关节症状，主要用于病情较轻及皮肤损害明显的病人。与激素联用可减少激素的用量。

（4）静脉注射丙种球蛋白：用于有溶血性贫血或血小板减少的病人，以及用激素治疗效果不满意的病人。剂量为400mg/kg，连用5天，以后每3周单剂量用1次。

（5）血浆置换与免疫吸附法。

（6）造血干细胞移植。

（7）其他：其他可用于系统性红斑狼疮治疗的方法有：①全身淋巴结放射治疗；②紫外线A（波长340～400nm）照射；③抗CD34单克隆抗体治疗；④抗凝血治疗；⑤雄激素治疗；⑥中药治疗，如雷公藤、火把花根等。

◆ 专家点评

虽然治疗红斑狼疮的药物种类繁多，但应结合病人的具体情况以确定合理的个体化治疗方案。

73. 为什么把激素看成是治疗系统性红斑狼疮的首选药？

红斑狼疮是自身免疫性疾病。通俗地说，人体的免疫系统本来是具有保护机体抵御外来损害功能的，但因为某些原因造成反应过度或失衡转而攻击、破坏自身组织，从而造成免疫损害。虽然目前尚不清楚发生这一转变过程的根本原因，但却清楚地知道这种转化将给机体带来严重后果。在免疫反应过程中出现的发热、皮损、关节痛、口腔溃疡、脱发，以及神经系统、心、肺、肝、肾等脏器的症状都是这种免疫反应对机体造成损害的外在表现，尤其是肾损害和神经系统损害，常可导致严重后果，甚至死亡。过去，红斑狼疮病死率较高，20世纪60年代红斑狼疮病人的生存率仅为20%。随着医学的发展和皮质类固醇激素用于治疗红斑狼疮，其病死率才得以逐年降低，20世纪70年代后就有报道称红斑狼疮的10年生存率达到57%，90年代以来红斑狼疮的10年生存率达到75%，目前有报道已达到90%～95%。本病预后显著改善的背后，激素应用所起的作用功不可灭。

激素能迅速有效地抑制免疫反应，减轻免疫反应过程中释放出的炎性物质对机体的损伤，这种抑制免疫反应和抗炎作用是对机体的一种保护性治疗作用。长期大剂量使用激素虽然有一定的副作用，但却能够迅速阻断疾病的发展，缓解病情。对危重病人，如狼疮性脑病等，常能起到起死回生的神奇作用。这种作用目前是其他任何药物所不能替代的，所以无论红斑狼疮病人处于哪一阶段，以哪种损害为主，激素通常都是首选药物。

◆专家点评

激素是治疗红斑狼疮的首选药物，其他任何药物尚无法替代。但由于其具有很多不良反应，有时甚至可导致死亡，因此，应在医师指导下合理使用。

74. 使用激素治疗红斑狼疮应注意哪些问题？

使用皮质激素的原则是因人而异，能口服控制病情者不静脉给药；早期使用大剂量，病情稳定后逐渐减量，缓解期小剂量维持，力图用最小剂量达到最佳治疗效果并把不良反应降至最低。具体应用方法有以下两种。

（1）在重症狼疮或狼疮危及生命的活动期，如严重的脏器损害出现肾衰竭、呼吸衰竭、心力衰竭、严重贫血、血小板减少、中枢神经损害、蛛网膜下腔出血等，应给予大剂量激素冲击治疗，以挽救生命为主。在此阶段一般使用泼尼松，剂量为 $0.5g \sim 1g/d$，连用 $3 \sim 5$ 天。在使用激素的同时，往往同时应用抗生素，以预防和控制感染。若是开始就静脉给药，在病情控制后应适时减量，并改为口服泼尼松。

（2）病情稳定阶段或轻型的红斑狼疮激素用量宜小，但维持时间要长，此阶段也应首选泼尼松进行长期维持。如果此时口服泼尼松的剂量为15mg/d，则须间隔 $3 \sim 6$ 个月才能减 $1/4 \sim 1/2$ 片。减量之前最好复查免疫指标，做到心中有数。如果是长期服用泼尼松10mg以下的病人，每次减量时出现免疫指标异常或症状反复则不考虑再减激素，而应以减量前的激素量维持。需要注意的是，在激素减量时要密切注意观察病情变化，如有反跳现象要立即加量，即在原先剂量的基础上每日再增加 $5 \sim 10mg$。部分病人须长期甚至终身每日服用 $5 \sim 10mg$ 泼尼松来维持。红斑狼疮病人的稳定阶段也是其治疗过程中最长的一个阶段，这需要病人对红斑狼疮有一个充分的认识，并对激素类药物有一定的了解，才能主动与专科医师配合完成这一治疗过程。

红斑狼疮大多用激素或免疫抑制药治疗，或单用联合用药。不管采用何种方法，都要由有经验的医师，根据病人病情制订一套切实可行的治疗用药方案。病人必须遵照医嘱长时间正规用药，决不能自行其是，随便减药或停药。应该指出的是，红斑狼疮病情复发活动一次，症状严重一次，对机体的损害也就更大。病情反反复复，不但给家庭造成严重的经济负担，更给自己造成极大痛苦，红斑狼疮病人一定要引以为戒。

◈ **专家点评**

使用激素的原则是因人而异，合理使用，力图用最小剂量达到最佳治疗效果并把不良反应降至最低。

75. 肾活体组织检查病理诊断对红斑狼疮的治疗有什么价值？

肾活体组织检查（肾活检）由于有一定痛苦，有些病人不愿接受。那么，它是否必需，价值如何？肾活检病理诊断在某些情况下对选择治疗方案有重要意义：①对进展性肾炎，可以确定肾小球有无细胞性新月体形成，是选用激素或环磷酰胺冲击疗法的有力指征；②鉴别肾功能的急剧恶化是肾小球弥漫性损害还是急性肾小管坏死所致，有助于决定治疗措施及估计预后；③当治疗效果与预期估计相差甚大，则病理资料对更改治疗方案有重要的指导意义。目前国外已将肾活检作为了解病情和选择治疗方案的常规手段。

◈ **专家点评**

肾活检病理检查对了解红斑狼疮的病情和选择治疗方案具有重要意义。

76. 狼疮性肾炎的治疗方法有哪些？

狼疮性肾炎治疗方法繁多，最受人关注的仍是美国国立卫生院所采用静脉环磷酰胺冲击治疗活动性狼疮性肾炎，并用小剂量泼尼松（20mg/d）控制肾外病变的方案。上述方案在我国已普遍采用并取得较好的疗效。临床经验证明，环磷酰胺冲击疗法确有保护肾功能，减少肾纤维化的作用，且不良反应较少。

狼疮性肾炎的治疗为综合性，根据病变的不同程度选用不同的治疗方案，所选药物包括：糖皮质激素、非甾体抗炎药（NSAID）、抗疟药、细胞毒药物、抗凝血药及中药等。此外，还包括各种并发症及药物不良反应的预防和处理。治疗应个体化，在上述药物中，糖皮质激素仍是最主要的。轻型病人，主要治疗肾外病变，采用吲哚美辛、布洛芬等；抗疟药如氯喹、羟氯喹等；中药免疫抑制药如昆明山海棠、雷公藤和雷公藤制剂等。小剂量泼尼松可配合应用。

对于蛋白尿较多或达到肾病综合征程度者，宜首先采用中等量以上激素。对于疗效不佳或伴肾功能减退、严重高血压者，并用细胞毒性免疫抑制药可有效控制症状，还可减少激素用量，缩短疗程，减少不良反应。上述细胞毒性药物应用过程中应注意其毒性作用，如骨髓抑制、脱发、出血性膀胱炎、肿瘤、性腺抑制等。

对高凝状态、高度水肿、大量蛋白尿的病人，应给予抗凝血治疗。首选药物为肝素，该药具有改善肾小球微循环、利尿及减少蛋白漏出等作用。双嘧达莫为抗血小板聚积药，可长期配合应用。

对病情高度活动、肾功能急剧恶化、严重高血容量、顽固性心力衰竭的病例，应采用紧急血液透析或腹膜透析等血液净化疗法，使其度过危险期。

中药配合激素治疗，具有减少激素不良反应，改善症状，调整机体免疫功能的优点。

其他治疗方法有：血浆置换、环孢素（CsA）、血栓素受体阻滞药、γ-球蛋白及抗淋巴细胞抗血清（ALG）、抗胸腺细胞抗血清（ATG）、抗CO_4单抗等。

◆ 专家点评

狼疮性肾炎的治疗应个体化、综合性，根据病变的不同程度选用不同的治疗方案。

77. 什么是激素冲击疗法？

激素冲击疗法是采用短期内大剂量静脉输注激素，以迅速控制病情恶化的一种给药方法。

冲击疗法常用甲泼尼龙0.5 ～ 1g，加入5%葡萄糖溶液或生理盐水250ml中，静脉滴注，每天1次，连续3天，然后口服100mg/d泼尼松，在3 ～ 4周递减至维持量，必要时可2周后再重复1个疗程，对弥漫增殖性肾小球肾炎，明显的神经、精神症状，严重贫血和血小板减少等能迅速缓解病情。本法主要用于危重病人的抢救，以及用皮质激素一般的给药方法效果欠佳的病人。

冲击疗法由于是在短期内大剂量给药，可能导致机体代谢功能紊乱，出现一过性高血压、高血糖、心动过速、电解质紊乱和严重的感染，甚至死亡。所以要掌握好冲击疗法的适应证，应用时应注意观察病人生命体征变化，及时复查血常规、电解质等指标，发现问题，及时处理。

专家点评

激素冲击疗法可迅速控制病情恶化，但也可发生严重不良反应。因此，应严格掌握适应证并密切观察病人生命体征变化，及时复查血常规、电解质等指标，发现问题，及时处理。

78. 激素治疗红斑狼疮常见的不良反应有哪些？

激素是治疗红斑狼疮中最主要的抗感染和免疫抑制药。皮质激素治疗红斑狼疮已有50多年的历史，有成功的经验，也有失败的教训。皮质激素有其正反两个方面的作用，用得好可说是救命药，把其比喻为通往健康之路的桥梁也不为过；但用得不好，它又可成为毒药，产生的不良反应是不可忽视的。总体来说，其不良反应多数与剂量和治疗持续时间有关。

（1）感染：因为类固醇激素能抑制机体对炎症的反应，而使机体抗感染能力下降。因此，表浅的或轻微的感染可能演变为全身性感染，静止期感染可能转变为活动性感染，能使潜在的病灶如化脓性病灶、结核病灶等活动和扩散。所以，平时应注意预防感染，细心观察病情，必要时及时减量或停用。当发生急性感染时，必须与足量、有效的抗菌药物配合应用。合并结核者与足量的抗结核药同用。

（2）体形改变：许多采用激素治疗的病人可发生体形改变，以致影响病人的精神、情绪。由于长期应用激素可使脂肪重新分布，病人可出现满月脸、水牛背、躯干肥胖、四肢瘦小等体形改变，还可出现痤疮、多毛、皮肤紫纹等，影响美容。

（3）糖尿病：激素可促进糖异生，抑制葡萄糖消耗，升高血糖，诱发糖尿病。应用大量皮质激素时应注意观察血糖、尿糖变化，发生高血糖则应给予降血糖药治疗，必要时可应用胰岛素治疗。但随着激素用量的减少，降血糖药或胰岛素用量应酌情减少。

（4）骨质疏松：激素可使骨质脱钙，导致骨质疏松。骨质疏松是指单位体积骨量的减少，就好像盖房子减少了钢筋用量一样，很容易造成骨折。无菌性骨坏死，尤其是发生在股骨头的骨坏死也是一种常见的并发症。其发病机制可能是由股骨头血液循环障碍与毛细胞血管炎所造成的，因其坏死原因不是细菌感染而致，故称之为无菌性股骨头坏死。所以，长期用激素的病人一定要定期行骨密度测定，最好使用前和使用后3个月各评估一次，以后6～12个月测一次。同时，在服用激素时，加服维生素D和钙制剂可减轻皮质类固醇所致的骨质减少，预防和治疗骨质疏松症。适当的体育锻炼可促进骨骼的血液循环，促进新陈代谢，对防治骨质疏松与股骨头坏死有一定的帮助。

（5）消化性溃疡：激素可刺激胃酸、胃蛋白酶分泌，过多的消化液常可造成胃炎，胃、十二指肠溃疡，甚至穿孔出血。在服用激素时应常规与制酸药同服，以保护胃黏膜免受化学损伤，临床常用的有氢氧化铝凝胶、复方氢氧化铝（胃舒平）和雷尼替丁等。

（6）电解质紊乱和高血压：激素可导致水钠潴留而引起水肿，有不少病人还会出现高血压。由于钾排泄增多，病人常有低血钾发生。对充血性心力衰竭或明显的周围性水肿病人应选用对水盐代谢影响小的激素，定期检查电解质。对激素引起的高血压，一方面尽量减少激素用量，另一方面应使用合适的抗高血压药物，如硝苯地平、卡托普利等。尽管有些抗高血压药物可能对有狼疮体质的人带来不良反应，但在权衡利弊之后仍须使用。

（7）其他：大量应用皮质类固醇时病人可出现兴奋、激动、欣快感、神经过敏、失眠、抑郁和精神异常；长期大量应用后可出现肌无力、肌萎缩、肌炎、眼压增高、青光眼和肾上腺皮质功能减退等；女性可能出现月经不调，甚至闭经。

◆ **专家点评**

激素是治疗系统性红斑狼疮的首选药物，功不可没，但容易出现不良反应和并发症，严重影响病人的生存期和生活质量。因此，应合理使用激素并采取一定的支持治疗，以尽可能把不良反应降至最低。

79. 系统性红斑狼疮治疗有哪些新观点和新方法？

系统性红斑狼疮是一种自身免疫性疾病，因其病因尚不明确，给根治带来困难。近年来，随着对其发病机制的深入研究及医疗水平的不断提高，新的药物及治疗方法不断涌现，在保证治疗效果的同时，也为提高病人的生活质量带来了可能。

首先需要明确的是，狼疮的治疗是一个长期、连续的过程，目前尚不存在一劳永逸的治疗方法。

（1）对于系统性红斑狼疮的治疗，通常主张根据病人的具体病情和对治疗的反应，实施个体化措施，而不是千篇一律。这样才可能达到最好的治疗效果和最大限度减少不良反应。

（2）对于轻症病人，有时仅须应用非甾体抗炎药即可明显缓解症状。目前新一代的非甾体抗炎药，胃肠道不良反应明显减轻，为长期应用打下了良好的基础。

（3）对于狼疮性肾炎病人，环磷酰胺静脉冲击疗法仍然是十分有效的方法，其不良反应主要为胃肠道反应及对骨髓的抑制。环孢素用于治疗狼疮性肾炎有较好的疗效，但对肾脏有一定毒性，应慎用。霉酚酸酯（骁悉）是一种新型的免疫抑制药，无肾毒性，在狼疮性肾炎的治疗方面有较好的应用前景。

（4）部分狼疮性肾炎病人，由于未进行有效的正规治疗，出现了肾衰竭，此时除了传统的透析治疗外，还可以进行肾移植。系统性红斑狼疮病人肾移植的成功率与其他原因行肾移植术的病人相仿。行肾移植术后，可以明显改善病人的生活质量。

▶ **专家点评**

新的治疗药物及方法不断涌现，为提高红斑狼疮病人的治疗水平和生活质量带来了可能。但许多新的治疗药物及方法的远期疗效尚待进一步观察。因此，应结合病人的具体情况慎重选用新的治疗药物及方法。

80. 系统性红斑狼疮进行造血干细胞移植有哪些方法？原理是什么？治疗后还会复发吗？

2002年9月，我院皮肤科对1例用常规皮质类固醇激素和免疫抑制药治疗效果欠佳的重症系统性红斑狼疮病人采用自体外周血纯化CD34$^+$造血干细胞移植疗法获得成功，至今已完成20多例的治疗。

造血干细胞移植的方法通常有两种，即异基因和自体造血干细胞移植。前者是用大剂量免疫抑制药清除病变的免疫效应细胞，用供体的正常造血干细胞来重建病人的免疫系统，从而达到根治系统性红斑狼疮的目的。自体造血干细胞移植则先用大剂量的免疫抑制药或放射治疗使病人产生强烈的免疫抑制，然后通过移植自体造血干细胞来重建病人的免疫系统。造血干细胞一般可由骨髓、外周血、脐血等获得。若采用外周血移植，在采集造血干细胞时具有无须麻醉、创伤小等特点，同时相对于骨髓移植而言，植入率更高，造血及免疫功能重建更早。

系统性红斑狼疮是干细胞性疾病，通过运用免疫抑制药对病人的造血细胞和免疫系统进行深层次的清除，然后重建正常免疫细胞体系是自体造血干细胞移植治疗系统性红斑狼疮的主要机制。病人的免疫调节在重建过程中可以达到新的平衡和（或）免疫耐受，可能完全缓解甚至彻底治愈系统性红斑狼疮。因为采取了 CD34[+] 纯化技术，去除移植物中自身免疫细胞及移植后进一步清除体内的自身免疫细胞，从而更加使本病有望获得根治。由于此项技术在国内外开展时间尚短，病人虽然近期疗效十分满意，但远期疗效如何还有待长期随访观察。

◈ 专家点评

造血干细胞移植可能完全缓解甚至彻底治愈系统性红斑狼疮。近期疗效十分满意，但远期疗效如何还有待长期随访观察。

81. 造血干细胞移植可以治疗哪些疾病？

造血干细胞移植主要可以治疗下列疾病：①风湿性疾病，如系统性硬化病、类风湿关节炎、系统性红斑狼疮、严重皮肌炎等；②神经系统疾病，如多发性硬化、重症肌无力等；③血液系统疾病，如特发性血小板减少性紫癜、白血病等；④其他自身免疫性疾病，如自身免疫性糖尿病、克罗恩病等。

专家点评

造血干细胞移植是目前国内外研究的热点之一，治疗的疾病种类也在不断增多。

82. 造血干细胞移植治疗系统性红斑狼疮的适应证是什么？

造血干细胞移植（HSCT）为系统性红斑狼疮的治疗开辟了一条新的途径，但因为存在一定危险，所以对于一些轻型病人，仍然以激素等传统治疗方法为主。以下情况可以考虑造血干细胞移植。①预期存活时间在3～10年的系统性红斑狼疮病人。②用一般剂量激素及环磷酰胺冲击治疗无效的病人。③出现明显的狼疮性肾炎并且有下列一项者：a.蛋白尿＞1g/d且白蛋白＜30g/L；b.血清肌酐＞15mg/L；c.血尿、细胞管型、肾活检提示急性增生性损害。同时需要病人对下列治疗无效：a.口服泼尼松0.5mg/kg，至少2个月，或最近6个月内静脉注射甲泼尼龙1g，共3次；b.应用环磷酰胺500mg/m²，每月1次，共3次。④全血细胞减少，特别是合并严重的血小板减少、自身免疫性溶血性贫血或纯红细胞再生障碍性贫血。⑤存在抗心磷脂抗体综合征的病人。⑥出现肺部受累至少下列1项：a.肺出血、浸润而无感染存在；b.最近6个月内用力肺活量降低＞15%；c.肺动脉高压。⑦出现癫痫或精神症状。⑧系统性红斑狼疮疾病活动指数＞16分。⑨其他生理或心理上不能耐受长期服用激素和免疫抑制药的病人。

专家点评

虽然造血干细胞移植治疗系统性红斑狼疮的近期疗效十分满意，但因为存在一定危险，且远期疗效还有待长期观察，再加上费用昂贵，故要严格掌握治疗的适应证。

83. 纯化CD34⁺造血干细胞移植有哪些优点？

①经过纯化后的CD34阳性细胞可以保证移植后造血及免疫功能较快恢复，还可以减少回输体积，减轻心脏负担，对血压影响小；②纯化后的细胞所含杂质少，对造血干细胞及内脏的损伤也较小；③纯化后的细胞总体积小，适于冷冻保存；④纯化后的CD34阳性细胞受病变细胞污染的可能性小，复发的可能性也较小，预后更佳；⑤对于异体移植的病人来说，可以降低排斥反应发生率。

专家点评

纯化CD34⁺造血干细胞移植明显提高了治疗效果并减少了并发症。

84. 造血干细胞移植治疗红斑狼疮有哪些常见的并发症？

造血干细胞移植并发症的有无关系到移植能否成功，其发生主要与预处理过程中大剂量环磷酰胺及放射治疗的毒性作用有关。早期主要有恶心、呕吐、腹泻等消化道症状，腮腺炎、出血性膀胱炎、肝静脉闭塞综合征等。合并感染的发生率为50%～60%，尤其应警惕病毒感染，如巨细胞病毒。后期常见有白内障、不孕、内分泌功能障碍，此外，还有间质性肺炎、恶性肿瘤发生概率增高等。

◆ **专家点评**

　　造血干细胞移植虽然取得了很大的进展，但仍存有一定的并发症，并有可能影响到移植治疗能否成功。因此，应严密观察，早期发现和治疗并发症。

85. 间充质干细胞可以用来治疗系统性红斑狼疮吗？

　　间充质干细胞是除了造血干细胞以外的另一类具有高度自我更新和多向分化潜能的干细胞。近年来，间充质干细胞移植作为新的治疗手段已被应用于难治性和重症性系统性红斑狼疮的治疗。一个随访4年的间充质干细胞移植治疗87例系统性红斑狼疮的临床研究显示该方法安全性高，生存率达97%，50%的病人达到临床缓解，23%的病人出现复发，但没有严重的移植相关不良反应。

◆ **专家点评**

　　间充质干细胞移植可能是难治性和重症系统性红斑狼疮的一种新治疗方法。

86. 间充质干细胞治疗系统性红斑狼疮有哪些并发症？

　　间充质干细胞移植治疗系统性红斑狼疮的安全性较高。在已发表的356例临床研究中，1例在输注间充质干细胞5分钟后出现轻度头晕、发热，1例在治疗过程中出现上呼吸道感染，未见其他不良反应报道。在远期不良反应方面，因为间充质干细胞的异基因甚至异种来源，同时具有一定的免疫抑制性能，须排除引起肿瘤的可能。但纳入36篇研究的meta分析显示，间充质干细胞治疗与肿瘤的发生无相关性。

专家点评

间充质干细胞移植治疗系统性红斑狼疮临床研究显示出良好的前景，但仍可能有导致感染和肿瘤发生的风险。

87. 什么是生物制剂？可以用来治疗系统性红斑狼疮吗？

"生物制剂"在医药行业具体是指"免疫生物制剂"。其是用微生物（细菌、立克次体、病毒等）及其代谢产物有效抗原成分、动物毒素、人或动物的血液或组织等加工而成，作为预防、治疗、诊断相应传染病或其他有关疾病的生物制品。

国内外的临床研究已经证实利妥昔单抗（抗B细胞CD20单克隆抗体）等已成功应用于系统性红斑狼疮的治疗，并取得满意效果。

专家点评

生物制剂可以治疗系统性红斑狼疮。

88. 生物制剂治疗系统性红斑狼疮的适应证是什么？

生物制剂为系统性红斑狼疮的治疗提供了一种新的有效治

疗方法，但因存在一定风险且价格昂贵，应慎重选择。以下情况可考虑生物制剂治疗：①传统药物治疗不佳者：经过3个月传统药物治疗后病情不减轻或6个月未缓解的患者；使用糖皮质激素治疗后激素无法降阶梯或以小剂量维持者；其他病情控制不佳者。②使用传统药物治疗出现严重副作用者：传统药物治疗过程中出现严重肝功能损害、白细胞降低、月经异常、股骨头坏死等不良反应，严重影响病人生活质量者。③病情较重者：生物制剂起效快、总有效率高，对于病情紧急的病人，必要时可选用生物制剂。待病情控制住后，逐渐过渡到传统药物治疗。

专家点评

生物制剂治疗系统性红斑狼疮近期疗效满意，但因存在一定风险且价格昂贵，应严格掌握治疗的适应证。

89. 生物制剂治疗系统性红斑狼疮的禁忌证是什么？

对其中成分过敏者，有败血症、活动性结核病的病人严禁使用。此外，具有下列情况者慎用：孕妇或哺乳期妇女；纽约心脏协会（NYHA）充血性心力衰竭分级为3级或4级者；具有确诊的脱髓鞘病史者；正处于活动性感染期间者，以及易于感染的病人如慢性溃疡、持续性或复发性胸部感染、尿路插管的病人。

专家点评

严格掌握治疗的禁忌证，保证治疗的安全性。

90. 生物制剂治疗系统性红斑狼疮有哪些常见的不良反应？

常见不良反应为注射部位反应，通常发生在开始治疗的第一个月内，包括轻至中度红斑、瘙痒、疼痛、肿胀等。其他不良反应为头痛、眩晕、皮疹、咳嗽、腹痛、上呼吸道感染等。个别病人在治疗期间出现结核等严重感染、多发性硬化、癫痫或眼部神经炎症等神经系统疾病及淋巴瘤等肿瘤。

专家点评

生物制剂治疗系统性红斑狼疮有一定的不良反应，应严密观察，早期发现和治疗。

91. 系统性红斑狼疮为何易于并发感染？

20世纪50年代以来，由于系统性红斑狼疮治疗方法的改进，肾功能不全治疗方法的突破（血浆置换和肾移植）、糖皮质激素及广谱抗生素的广泛使用，使系统性红斑狼疮病人的存活期越来越长，同时也使并发感染的可能性越来越高。并发感染的原因有以下几方面。

（1）免疫功能紊乱：早在1941年国外就有学者指出，使用糖皮质激素或免疫抑制药治疗的系统性红斑狼疮病人其继发感染的发生率明显高于正常人，这与其内在的免疫功能紊乱有关。而且系统性红斑狼疮的病情活动可加重感染症状，甚至可使机体对多种抗原刺激不发生应答。因此，系统性红斑狼疮本身就是继发感染的危险因素。

（2）肾损害：不论是蛋白尿还是肾功能不全（衰竭）都能明显增加系统性红斑狼疮病人继发感染的机会。

（3）多形核白细胞减少：正常多形核白细胞可以识别病原微生物，并能通过活化、增殖、分化效应等来消灭病原微生物，但系统性红斑狼疮病人多形核白细胞数量和功能均明显下降。

（4）单核巨噬细胞功能异常：抗原递呈活化巨噬细胞是启动免疫反应的关键因素，而系统性红斑狼疮病人由于细胞分裂的不平衡和自身抗体等多种原因导致其功能紊乱，病人单核细胞系统的趋化和黏附性能降低。此外，肿瘤坏死因子（TNF）和自身抗体亦可影响巨噬细胞受体而导致分裂不平衡，加重功能低下。

（5）T细胞减少：系统性红斑狼疮病人有多种T细胞的异常，$CD4^+$T细胞在未经治疗的病人中数量减少，且与疾病的活动性有关。T细胞产生IL-2和γ干扰素的能力下降并导致T细胞介导的细胞毒反应减弱。

（6）补体减少：系统性红斑狼疮病人不仅血清补体水平低下，而且发现其补体受体水平也不正常，且在疾病活动期更为明显。

（7）糖皮质激素：糖皮质激素能影响免疫功能，从而导致系统性红斑狼疮病人易于感染。激素不仅可以影响多形核白细胞的循环，具有在炎症部位聚集、黏附、识别和吞噬、溶解病原体的能力，还可影响淋巴细胞的分布及功能；通过抑制迟发型变态反应等来影响细胞免疫；通过影响免疫球蛋白、补体水平对体液免疫也产生作用。

（8）免疫抑制药：环磷酰胺能明显增加机会性感染，尤其是真菌感染的发生率，且往往是致死性的。

◆ **专家点评**

　　系统性红斑狼疮易于合并感染，既有疾病本身的原因，也有治疗药物（如糖皮质激素、免疫抑制药等）增加感染机会的原因。

92. 系统性红斑狼疮为何易于并发真菌医院内感染？

　　近年来，真菌医院内感染的发病率逐年上升，已仅次于革兰阴性杆菌感染而居第2位。真菌广泛分布于自然界中，在正常人体皮肤、黏膜中亦可检出。通常为正常菌群，但当机体免疫力降低时，加上外来因素作用，致使机体微生态平衡失调，使外源性真菌乘虚而入，或内源性真菌超常繁殖而引起机体真菌感染。系统性红斑狼疮病人因免疫调节紊乱，免疫功能低下，往往存在细胞吞噬功能缺陷、迟发型变态反应障碍及细胞免疫选择性缺陷。再加上大剂量应用皮质类固醇激素及免疫抑制药的应用，更加降低了系统性红斑狼疮病人细胞免疫功能，因此易患真菌感染。此外，大剂量激素的应用使机体处于高分解代谢状态，造成一定程度的营养障碍。营养不良可降低免疫功能，增加对感染的敏感性，而感染又进一步加重营养不良，如此形成恶性循环。皮质激素还可抑制白细胞进入炎性渗出液的运动，使感染不易控制。长期应用广谱抗生素，可影响正常菌群的生态平衡，机体发生菌群失调，使一些条件致病菌快速繁殖，尤其对厌氧菌敏感的抗生素是诱发全身性真菌感染的主要因素。

◆ **专家点评**

　　系统性红斑狼疮合并真菌感染的主要原因有疾病本身、营养不良、长期应用广谱抗生素等。

93. 系统性红斑狼疮并发真菌医院内感染有何特点？

系统性红斑狼疮并发真菌医院内感染最常见的是下呼吸道真菌感染，其次为泌尿生殖道感染和胃肠道感染，病原菌以白色念珠菌多见，这可能与白色念珠菌能分泌磷脂酶A和溶血磷脂酶有关。这两种酶能切开机体上皮细胞，使白色念珠菌能保护自己并极易侵入机体细胞内繁殖而使机体致病。此外，白色念珠菌细胞壁上甘露多糖及其分解代谢产物可明显抑制细胞免疫功能。白色念珠菌的侵袭力及抑制机体免疫功能的作用使其成为医院内真菌感染的最主要菌种。热带念珠菌近年来感染率也有增高趋势，因其对抗生素的耐受力和对黏膜的穿透力均比白色念珠菌强，已广泛引起医学界关注。

◆ **专家点评**

系统性红斑狼疮合并真菌医院内感染的特点是：最常见的感染部位是下呼吸道和泌尿生殖道及胃肠道，病原菌以白色念珠菌为主。

94. 系统性红斑狼疮并发念珠菌感染有何临床表现？

尸检发现，念珠菌感染是系统性红斑狼疮最常见的真菌感染，且在所有感染的病原体中占有重要地位。口腔念珠菌病、食管念珠菌病、支气管肺念珠菌病、念珠菌性败血症、肝脾念珠菌病、中枢神经系统念珠菌病等均见报道。病原菌主要是白念珠菌、热带念珠菌，此外尚有克柔念珠菌、近平滑念珠菌等。

（1）口腔念珠菌病：最常见的表现为鹅口疮，其特征是口腔黏膜有乳白色隆起的斑块形成，很像奶酪，有时可发展成溃疡。严重者白膜可覆盖整个口腔黏膜，且可蔓延至食管。可无症状，或有烧灼感、口腔干燥，味觉丧失和吞咽困难。

（2）食管念珠菌病：临床主要表现为吞咽困难，胸骨后灼痛感，常伴有明显的口腔念珠菌感染。X线钡剂透视可见食管上、下段运动不协调等蠕动失常，有时见有黏膜不规则或有充盈缺损。内镜检查发现食管黏膜有白色鹅口疮样假膜或糜烂、溃疡。

（3）肠道念珠菌病：患儿表现为腹泻，偶有血便等。成年病人症状轻微，主要为轻度腹泻，有时有腹胀、腹痛和血便，粪便中可查到大量菌丝。

（4）肝脾念珠菌病：临床表现主要是发热、肝脾大。血液碱性磷酸酶增高，肝穿刺活检标本有时可见菌丝和芽孢。

（5）支气管肺念珠菌病：可分为以下两型。①支气管炎型，主要表现为咳嗽，咳白色黏液痰，偶带血丝。听诊可闻双肺呼吸音粗糙。X线胸片示中、下肺纹理增粗。②肺炎型，主要表现为咳嗽、咳痰，痰黏稠呈胶冻样，有时带血。可伴畏寒、发热、呼吸急促、胸痛等症状。听诊可闻双肺湿啰音，有时可发现肺实变或胸腔积液的体征。X线胸片表现不一，可呈弥散性斑点状、小片状或大片阴影，可累及整个肺叶，多见于中、下肺野，常为双侧。少数病人表现为肺脓肿，可形成空洞。血行播散所致者多数表现为多发性、圆形、边界不清、约数毫米大小的粟粒状阴影，与粟粒性肺结核相似。随着病情进展，粟粒状病灶可融合成大小不等的结节。

（6）泌尿系念珠菌病：①念珠菌性膀胱炎，可有尿频、尿急、排尿困难，甚至血尿等。膀胱镜检查发现黏膜有出血性红斑、鹅口疮样假膜；②念珠菌肾盂肾炎，常见症状为寒战、发热、腰痛、腹痛、尿浑浊等。

（7）中枢神经系统念珠菌病：可有发热、头痛及脑膜刺激征，视盘水肿，但颅内压增高现象不明显。脑脊液清亮，少量白细胞，蛋白量增加，糖减少或正常。

（8）播散性念珠菌病：由于念珠菌进入血液循环引起血行播散，可累及全身任何组织器官，引起多系统的病变，预后不良。临床表现依累及的器官和感染的程度不同而异，多无特异性症状。

🔶 **专家点评**

系统性红斑狼疮合并念珠菌感染的病原体以白念珠菌为主。临床表现因感染的部位差异而有所不同。

95. 系统性红斑狼疮并发新型隐球菌感染有何临床表现？

新型隐球菌广泛存在于自然界中，病原菌可通过呼吸道吸入，皮肤、黏膜和肠道也可能是侵入途径。侵犯中枢神经系统最为常见，症状也较重，且常与狼疮性脑病相似，临床上可分4型。

（1）脑膜炎型：最常见。①前驱症状：不明显或表现为上呼吸道感染症状。②头痛：表现为额部、颞部或眶后疼痛，开始时较轻，呈间歇性发作，以后转为持续性并逐渐加重。③恶心、呕吐：可为喷射性或非喷射性，严重进食后即吐，不能进食。④发热：热型不规则，一般在38℃左右，亦可高达40℃。如果持续出现40℃以上高热，则预后不良。⑤脑膜刺激征和锥体束征：表现为颈项强直，凯尔尼格征、奥本罕征及巴宾斯基征阳性。⑥眼部症状：表现为视物模糊、复视、斜视、畏光、眼球震颤、眼球外展受限、瞳孔不等大和视网膜炎等。⑦精神症状：如抑郁、淡漠、易激动、谵妄等。若为急性脑膜炎型，则病人起病急骤，病情迅速恶化，数日或数周内死亡。

（2）脑膜脑炎型：除了有脑膜炎外，还累及脑实质（大脑、小脑、脑桥或延髓）。因脑实质受累部位的不同而有相应症状和体征，如偏瘫、失语或局限性癫痫发作等。

（3）肉芽肿型：隐球菌侵犯实质后形成的一种炎性肉芽肿病变，发生于大脑、小脑、脑干及脊髓等部位。临床症状和体征随肉芽肿病变的部位和范围不同而异，易误诊为脑瘤。

（4）囊肿型：为隐球菌刺激脑膜形成囊肿，引起颅内占位性病变的表现，可有头痛、耳鸣、听力下降、步态不稳、偏瘫等症状。

此外，还可引起肺隐球菌病、皮肤黏膜隐球菌病、骨隐球菌病、隐球菌败血症，也曾有胎盘隐球菌感染的报道。

◆ 专家点评

系统性红斑狼疮合并新型隐球菌感染多通过呼吸道吸入，最易侵犯中枢神经系统，症状较重，与狼疮性脑病相似，极易误诊。

96. 如何预防系统性红斑狼疮病人发生医院内深部真菌感染？

深部真菌感染的特点是致病的严重性、感染形式的复杂性和不断出现新的机会性致病真菌感染，且感染难以控制，对系统性红斑狼疮病人的威胁很大。因此必须采取有效措施预防真菌感染的发生，做到对真菌感染的早期诊断和早期治疗。以下3点对预防真菌感染的发生具有重要意义：①积极治疗系统性红斑狼疮，尽快控制系统性红斑狼疮活动。②尽量选用有效窄谱对厌氧菌影响小而针对致病菌的抗生素。对长期使用抗生素者，可予以抗真菌药物预防。③保持口腔清洁，在医疗护理操作中严格消毒。

◆ **专家点评**

并发深部真菌感染会严重影响系统性红斑狼疮病人的生活质量和生存期，必须采取有效措施预防真菌感染的发生，做到对真菌感染的早期诊断和早期治疗。

97. 系统性红斑狼疮病人并发的带状疱疹有何特点？

带状疱疹是由潜伏在神经节内的水痘-带状疱疹病毒在机体免疫功能低下时，沿神经转移到皮肤所引起的，以簇集性水疱沿身体一侧周围神经呈带状分布，伴显著神经痛为特征的常见皮肤病。获得性免疫损伤，特别是细胞免疫功能低下时，带状疱疹的发病率显著增高。系统性红斑狼疮病人往往存在细胞吞噬功能缺陷、迟发型变态反应障碍及细胞免疫选择性缺陷，再加上大剂量应用皮质类固醇激素影响机体抗病毒能力，从而促进带状疱疹的发生及病毒的扩散、复发等。带状疱疹可发生在系统性红斑狼疮活动期、好转或稳定期，也可发生在糖皮质激素和免疫抑制药治疗前或后。似与系统性红斑狼疮病情轻重无明显关联，且一般均可治愈，不加重系统性红斑狼疮病情，无须减少糖皮质激素和免疫抑制药用量。系统性红斑狼疮并发的带状疱疹不论原发与复发都有以下特点：全身症状重；皮损范围较大，常累及多个神经节段分布区；常有大疱，易形成溃疡；疼痛剧烈，常留有后遗神经痛；病程较长，且有可能复发。

专家点评

系统性红斑狼疮并发带状疱疹的特点为带状疱疹病情较重，易于留有后遗神经痛，病程较长，且有可能复发，但一般不加重红斑狼疮病情，且与红斑狼疮病情轻重无明显关联。

98. 系统性红斑狼疮病人并发的细菌感染有何特点？

系统性红斑狼疮病人合并感染最常见的病原微生物是细菌，以条件致病性病原微生物感染为主。其中最常见的病原菌是大肠埃希菌、金黄色葡萄球菌、克雷伯菌属、肺炎链球菌、肠球菌、沙门菌属，其他较常见者有化脓性链球菌、变形杆菌属、肠杆菌属、假单胞菌属、沙雷菌、拟杆菌属、枸橼酸杆菌属。系统性红斑狼疮病人往往存在细胞吞噬功能缺陷、迟发型变态反应障碍及细胞免疫选择性缺陷，是分枝杆菌感染的高危人群。最常见的感染部位是皮肤、泌尿系统、关节、脑、肺及血液。

其临床表现不典型，有时感染酷似系统性红斑狼疮活动的表现，再加上肾上腺皮质激素的使用可掩盖感染的临床症状或使症状不典型，易于误诊或漏诊。感染的病原菌一般对多种药物耐药，而病人又存在免疫功能低下、肝肾功能损害等多种病理改变，使抗感染治疗难度加大，治疗效果较差。因此，一旦发生感染，要积极寻找感染源，反复多次细菌培养，并根据药敏结果选用有效抗菌药物治疗。

◈ **专家点评**

系统性红斑狼疮并发细菌感染以条件致病性病原微生物感染为主，临床表现不典型，有时酷似红斑狼疮活动的表现，易于误诊或漏诊。病原菌一般对多种药物耐药，治疗效果较差。

99. 系统性红斑狼疮病人并发的肺结核有何特点？

系统性红斑狼疮病人细胞免疫功能低下，再加上长期应用皮质类固醇激素和（或）免疫抑制药，易于合并结核感染。近年来系统性红斑狼疮病人并发结核菌感染呈上升趋势。系统性红斑狼疮并发肺结核，大多数有血行播散，缺乏典型症状。结核菌素试验多为阴性，痰中难以查到抗酸杆菌，容易造成误诊或漏诊。

当系统性红斑狼疮病人出现的发热、咳嗽、咳痰不能用系统性红斑狼疮本身解释，而痰真菌检查阴性，用强有力的抗感染治疗又无明显效果时，要考虑到合并结核的可能，应及时行相关检查，特别是X线胸片检查。如X线胸片出现小结节状、粟粒状阴影，可考虑肺结核的诊断。但粟粒性肺结核早期在X

线胸片上可呈阴性，或仅有间质性改变。同时应与系统性红斑狼疮粟粒样变鉴别。系统性红斑狼疮粟粒样变结节多较大，形态多样，分布在中、下肺野，同时肺部有网织状改变，呈网织粟粒状等可与粟粒性肺结核进行鉴别。必要时可行试探性抗结核治疗。系统性红斑狼疮病人的抗结核治疗显效慢，疗程长。

◈ **专家点评**

系统性红斑狼疮并发肺结核多缺乏典型症状，结核菌素试验多为阴性，痰中难以查到抗酸杆菌，易于误诊或漏诊。

100. 红斑狼疮的中医病名是什么？

红斑狼疮作为完整的病名概念传入我国也只有数十年的历史，因此，中医对红斑狼疮的系统研究尚为粗浅，在中医文献中尚未见到与其类似的病名。这种情况不像"肺痨"与"肺结核"相对应，"消渴"与"糖尿病"相对应那样，能很容易找到一个相对应的中医病名。中医只是根据该病某些特有的形象描述为"红蝴蝶疮""茱萸丹""马缨丹""日晒疮""温毒发斑""虚劳"。国家中医药管理局发布的《中医病证诊断疗效标准》把本病定为皮肤病的"红蝴蝶疮"，但这只能较形象地说明本病的面部蝴蝶样皮损，不能概括本病的全貌。

红斑狼疮属于西医"风湿"的范畴，中医文献中《黄帝内经》最早记载"风湿"的病机及症状，将其归类于痹证。而中医"风湿"病名最早见于《金匮要略》。因此，红斑狼疮应归类于中医痹证范畴，其具体命名应能完整概括红斑狼疮的病机及临床表现等。

《灵枢·周痹》云："周痹者，在于血脉之中，随脉以上，随脉以下，不能左右，各当其所。""风寒湿气，客于外分肉之间，迫切而为沫，沫得寒则聚，聚则排分肉而分裂也，分裂则痛，痛则神归之，神归之则热，热则痛解，痛解则厥，厥则他痹也，发则如是。""此内不在藏，而外发于皮，独居分肉之间，真气不能周，故命曰周痹。"周身气血闭阻，可累及每一个器官，这与西医认为"红斑狼疮是一种全身性多器官受累的自身免疫性疾病"相符。因此，红斑狼疮应为"痹证"中的"周痹"。

◆ **专家点评**

红斑狼疮应为中医"痹证"中的"周痹"，但在中医文献中尚未见到与其相对应的病名。

101. 中医是怎样认识红斑狼疮病因的？

中医对红斑狼疮病因的认识亦不统一，仁者见仁，智者见智，但归纳起来不外风湿侵袭、热毒蕴积、瘀血阻滞、正气虚损四个方面。中医学认为人体是一个有机的整体，"阴平阳秘，精神乃治"，气血经络循行畅达，则脏腑、皮毛、筋骨、肌肉得以濡养，维持机体的生理功能。本病多因禀赋不足，或七情内伤，或劳累过度，以致阴阳失调，气血失和，经络受阻。兼因腠理不密，日光曝晒，外受热毒，两热相搏，热毒入里，瘀阻脉络，内伤脏腑，外阻于肌肤所致，或因热毒炽盛，燔灼营血，引起急性发作，疾病后期多阴损及阳，累及心、肝、脾、肾等脏，表现为上实下虚，上热下寒，水火不济，阴阳失调的复杂证候。总之，其病机可概括为"一本一标五痹"。机体功能的失调，主要表现为阴阳、气血失和，气滞血瘀，经络阻隔是为本；由于外邪热毒的作用，病程中出现整体或某脏腑的热毒现象，是为标。气血经脉运行不畅，影响不同系统而形成肺痹、心痹、脾痹、肝痹、肾痹等。

▶ **专家点评**

中医学对本病病因的认识不统一，但归纳起来主要有风湿侵袭、热毒蕴积、瘀血阻滞、正气虚损4个方面。

102. 中医有无统一的系统性红斑狼疮辨证分型标准？

我国卫生部药政局于1987年制定了系统性红斑狼疮的辨证分型标准，其主要内容包括以下几方面。

（1）热毒炽盛型：症见壮热，面部蝶形红斑，关节肌肉酸痛，皮肤紫斑，烦躁口渴，神昏谵语，手足抽搐，大便秘结，尿短赤，舌质红，苔黄腻，脉洪数或弦数。

（2）阴虚内热型：症见持续低热，手足心烦热，皮疹红，自汗、盗汗，心烦无力，懒言，关节痛楚，足跟痛，腰酸，脱发，舌质红，镜面舌，脉洪数而软或芤脉。

（3）肝肾阴虚或肾阴亏损型：症见不发热或偶有低热，局部斑疹暗褐，腰酸背痛，关节轻度酸楚，毛发脱落，月经不调或闭经，或伴头晕目眩，耳鸣，口燥咽干，大便不润，小便黄，舌质红少津，苔薄黄，脉细数。

（4）邪热（或瘀热）伤肝型：症见黄疸，胸胁胀痛，腹胀纳呆，头晕失眠，月经不调，皮肤紫斑，吐血、便血，甚至肝脾大，舌质红，少苔，舌质紫黯有瘀斑，脉细弦。

（5）脾肾阳虚型：面色无华，面目四肢水肿，腹膨胀满，腰膝酸软，乏力，足跟痛，肢冷面热，口干咽燥，尿少或尿闭；

或见悬饮，胸胁胀满，胸憋气促，咳喘，痰鸣，精神萎靡，舌质淡，苔少，舌体胖嫩，脉沉细弱。

（6）风湿热痹型：以关节肌肉症状为主，症见大小关节肿胀酸痛，肌肉酸痛不适或伴低热。舌质红，苔黄糙，脉滑数或细数。

专家点评

卫生部药政局制定的系统性红斑狼疮的辨证分型标准为规范红斑狼疮的临床研究和辨证论治提供了条件，意义重大。

103. 中医如何辨证治疗系统性红斑狼疮？

尽管原卫生部药政局制定了系统性红斑狼疮的辨证分型标准，但纵观许多临床报道，对本病的辨证分型仍不统一，选用方药亦各异，有的以脏腑论治，有的以标本施治，有的以补肾阴为主，有的则以痹证治疗。其中热毒炽盛型、阴虚内热型相当于急性活动期；脾肾阳虚型、气滞血瘀型为缓解复发期；风湿热痹、肝肾阴虚、心脾两虚及气阴不足等型相当于系统性红斑狼疮的缓解期。针对病程不同阶段的具体情况投方用药，体现了中医辨证论治原则与临床实践的紧密结合，从而能取得满意疗效。

系统性红斑狼疮常易累及多个脏器系统，临床症状复杂。许多医家常根据各自的临床经验，灵活辨证治疗。

（1）张氏等共治系统性红斑狼疮472例，分4型。①热毒炽盛、气血两燔型，处方：生玳瑁［或羚羊粉（代）、犀牛粉（代）］、生地黄、银花炭、板蓝根、白茅根、天花粉、牡丹皮等。②气阴两伤、血脉瘀阻型，处方：南沙参、石斛、党参、黄芪、黄精、玉竹、丹参等。③脾肾不足、气血瘀滞型，处方：黄芪、党参、白术、茯苓、丹参、鸡血藤、女贞子等。④脾虚肝郁、经络阻隔型，处方：黄芪、党参、白术、柴胡、鸡血藤等。结果：总有效率为80%。

（2）杨氏等收治系统性红斑狼疮30例，分为以下3型治疗。①热毒炽盛型（急性活动期），处方：生地黄、紫草、牡丹皮、水牛角、玄参、赤芍等。②痹痛型（以关节酸痛为主），处方：生地黄、玄参、赤芍、紫草、地龙、当归、鸡血藤等。③肝肾阴虚型（缓解期），处方：黄芪、生地黄、熟地黄、当归、赤芍、牛膝等。结果：有效率为66.1%。

（3）周氏等将系统性红斑狼疮分为6型论治。①热毒伤阴型，处方：犀角地黄汤、清营汤、人参化斑汤；②脾肾阳虚型，处方：附子理中汤、真武汤、济生肾气汤等；③肝肾阴虚型，处方：右归饮、六味地黄汤等；④气阴两虚型，处方：生脉散、补中益气汤、二冬汤等；⑤气滞血瘀型，处方：丹栀逍遥散、活络效灵丹等；⑥心脾两虚型，处方：人参养荣汤、归脾汤、八珍汤等。结果：共治疗51例，显效26例，有效20例，无效5例。

◆ 专家点评

临床上红斑狼疮的辨证分型尚未完全统一，选用方药亦各异。但针对病程不同阶段的具体情况投方用药，体现了中医辨证论治原则与临床实践的紧密结合，并取得了满意疗效。

104. 中医在治疗系统性红斑狼疮时如何才能发挥宏观医学的优势？

中医应注意到现代医学从遗传物质及其表达异常、细胞凋亡、感染因素、免疫功能紊乱、激素代谢紊乱等方面的前沿研究，结合个体先天禀赋背景，设计系统性红斑狼疮个体辨证的具体方案，将多系统、多脏器的功能损伤辨证分析，便可以充分发挥中医宏观医学的优势。

最近有人提出的中西医结合"五辨"是很有见地的观点。"五辨"是指辨病、辨证、辨病因、辨病机和辨主要矛盾，深入到系统性红斑狼疮的病理生理，探寻主要治法依据，再结合病因、证及主要矛盾建立治法。如辨病为系统性红斑狼疮性肾炎，辨证为脾肾阳虚，病机病理为免疫复合物（IC）沉积于肾小球襻、红细胞膜、肾小球基膜及肾小管基膜上，造成沉积部位增殖性病变，引起肾血流淤阻，蛋白从肾小球漏出，而蛋白漏出又由于具有血管活性物质作用，使肾毛细管致密性下降及渗透性增加。因此，此时建立的治法为减少系统性红斑狼疮免疫复合物沉积用温肾法（辨病），健脾温肾以针对脾肾阳虚酌加温阳利水法（辨证）；消除或清除（从系膜等部位）已沉积的免疫复合物用清热解毒法；减少血管活性物质作用用祛风抗过敏法；减少增殖用活血化瘀法（辨病机）；系统性红斑狼疮的病因为伏邪（往往为病毒感染）及阴阳失调（Th和Ts细胞之间的比例失衡），因此加用益气扶正以抗御伏邪或加用抗病毒或抗癌药物（常为攻瘀消积类中药）以辅助之。同时应当调整阴阳、水火共济、寒温并用以治疗免疫紊乱。上述错综复杂的情况交织在一起，应择其要者而用之（即主要矛盾）。根据上述治法"五辨"之中有重叠的则合一，或三合一，即意虽繁而方药从简。

◆ 专家点评

将现代医学的前沿研究，结合个体先天禀赋背景，设计红斑狼疮个体辨证的具体方案，将多系统、多脏器的功能损伤辨证分析，可发挥中医宏观医学的优势。

105. 疗效较好的治疗红斑狼疮的单方验方有哪些？

目前公认疗效较好的单方验方有以下几种。

（1）昆明山海棠：实验及临床研究表明，本品有较强的免疫抑制作用及良好的抗感染作用，能抑制炎症时毛细血管的通透性增高，减少渗出，抑制增生，对系统性红斑狼疮有较好的近期疗效，可促进皮损的消退，对内脏损害也有改善作用。

（2）雷公藤：具有调节免疫，抗感染消肿，清热凉血，活血化瘀等作用。其既能调节红斑狼疮病人的免疫功能，改善微循环，改变血液浓、聚、黏状态，又可抑制雌二醇，并具有抗感染作用。

（3）红藤：主要功效为清热解毒，活血化瘀。有人用静脉注射和红藤糖浆口服治疗45例系统性红斑狼疮，除改善有关症状外，对改善蛋白尿、促进抗核抗体转阴或滴度下降亦有较好作用。

（4）狼疮宁：由金银花、连翘、丹参、赤芍、蒲公英等17味中药组成。王氏用此药治疗系统性红斑狼疮306例，总有效率达85%。其实验研究表明：此药对不同原因引起的炎症，包括Ⅰ，Ⅲ，Ⅳ型变态反应均有抑制作用，但对免疫反应的致敏期和反应期无作用。

（5）复方秦艽片：用秦艽、乌梢蛇、黄芪、玄参等为主制成的复方秦艽片，经临床应用认为在消除症状及红斑狼疮转阴方面，优于泼尼松对照组。

专家点评

公认疗效较好的治疗红斑狼疮的单方验方有昆明山海棠、雷公藤、红藤、狼疮宁、复方秦艽片等，但要结合病人的具体病情合理选用。

106. 中西医结合治疗红斑狼疮疗效如何？

目前一般主张在疾病初期，有发热、关节痛和斑疹者，宜以西药皮质类固醇激素为主，中药为辅，先控制病情，再辅以中医辨证施治，可使临床症状迅速得以改善。待病情稳定后，渐转为以中药为主，调节整体阴阳气血及脏腑功能，增强防御能力，提高机体免疫功能。

杜氏等观察治疗73例系统性红斑狼疮病人，认为中西医结合治疗不仅能够迅速控制症状，而且可明显降低血沉、抗核抗体滴度等，对肝功能的恢复和消除尿蛋白也有明显作用。以祛邪为主的中药如清热解毒药，除了有清除病原微生物、清除抗原等作用外，还具有免疫抑制作用。以扶正为主的中药如益气养阴药等，大多具有免疫增强的功能。因此，以皮质类固醇类药物抗感染，抑制体液免疫的异常亢进治其标，以中药调整机体的功能固其本，从而取得满意疗效。

石氏等以补肾活血汤（丹参、益母草、制何首乌、骨碎补、蜂房等）配合西药（泼尼松或加环磷酰胺）治疗本病63例，同时用以西药（泼尼松或环磷酰胺）治疗的对照组共32例。结果：中西医结合组总有效率为97%，对照组为87%，两组疗效比较发现$P < 0.01$。

李氏等采用中药加皮质类固醇治疗系统性红斑狼疮，主要药物如下。①中药：病变活动期以滋阴清热，凉血活血为主，药用生地黄、玄参、赤芍、牡丹皮等；稳定期按扶正培本，滋补肝肾拟方，药用熟地黄、山药、丹参、茯苓等。②皮质类固醇：主要是泼尼松。③环磷酰胺。④对症治疗。对照组除未用中药外，其余治法同观察组。结果显示，中西医联合应用，能提高多数系统性红斑狼疮实验室指标的转阴率，取得较满意疗效。

大量临床观察表明，中西医结合治疗系统性红斑狼疮，不仅能改善症状，还可有效延长缓解期，降低病死率。在缓解期坚持中西医结合治疗，是本病治疗成功的关键。

◆专家点评

在疾病活动期宜以西药为主，中药为辅，可使临床症状迅速改善。缓解期可渐转为以中药为主，调节整体阴阳气血及脏腑功能。

107. 中西医结合治疗红斑狼疮的疗效优于单纯用西药治疗吗？

随着中医现代化的进程，逐渐应用现代医学的各种检测手段，较深入地采用辨病与辨证相结合的方法对红斑狼疮进行研究，同时对红斑狼疮的病名、病因、病机，以及治疗与效果做了探讨。一般认为中西医结合治疗红斑狼疮的疗效优于单纯用西药治疗，其优点是：①疾病初期、病情活动者，以类固醇激素为主，可迅速改善症状。待病情稳定，处理阴虚内热证时，渐以中药为主，并递减皮质类固醇用量。②可减少皮质类固醇或其他免疫抑制药用量，减少反跳概率。③可减少皮质类固醇

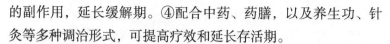

的副作用，延长缓解期。④配合中药、药膳，以及养生功、针灸等多种调治形式，可提高疗效和延长存活期。

▶专家点评

合理的中西医结合治疗红斑狼疮的疗效优于单纯用西药治疗。

108. 红斑狼疮病人的饮食应注意什么？

红斑狼疮是一种损害多系统多脏器的自身免疫病，病程较长，属于慢性消耗性疾病。因此在治疗该病时，不但要正确使用药物，还应调配好病人的饮食。我国自古就有药食同源之说，调配好病人的饮食，不但能增强病人体质，部分地纠正代谢紊乱，增强机体的抵抗力，同时也能避免一些红斑狼疮的可能诱发因素，还能进一步协助药物治疗，使其发挥最佳的治疗效果。

红斑狼疮病人的饮食调配应因人而异，在疾病的不同阶段，也有各自不同的注意事项。一般而言，红斑狼疮病人理想的食物应该具备以下特点：适量的优质蛋白、低脂肪、低盐、低糖，富含维生素和钙。这是因为狼疮病人50%以上有明显的肾损害，蛋白质常从尿中大量丢失造成低蛋白血症和水肿，进一步引起身体的很多病理变化，因此必须及时补充足够的蛋白质。补充的蛋白质要以动物性优质蛋白为主，如牛奶、鸡蛋、瘦肉等。植物性蛋白如豆类及豆制品虽然蛋白质的含量也较高，但其氨基酸的种类不如动物性蛋白丰富，应尽量少食或不食用。蛋白质的摄入量要适当，瘦肉每人每天不超过2两，鸡蛋不超过2个。如果摄入量过多，一来病人不能完全吸收，增加胃肠道负担，同时也会使机体含氮化合物的排泄增加，加重肾脏负担。

红斑狼疮病人在形成低蛋白血症的同时还伴有体内生化代谢紊乱，部分病人因此而引起高脂血症，所以须控制脂肪的摄入量。特别是当病人伴有发热或胃肠道水肿时，消化功能降低，这时更应该多吃清淡容易消化的食物，不宜多食富含脂肪的大鱼大肉。但并非要完全禁止脂肪的摄入，因为某些重要的维生素如维生素A、维生素D、维生素E、维生素K的吸收需要脂肪的参与。

红斑狼疮病人往往有肾损害，出现水肿，采用皮质类固醇治疗时，又会导致水钠潴留，加重水肿。这时如果食盐摄入偏多，就会阻碍体内水分的排出。因此，水肿病人要限制食盐摄入量，给予低盐饮食。其他如味精等也含有较多的钠盐，必要时也须限制食用。

皮质类固醇是治疗红斑狼疮的首选药物，但长期服用激素可影响胰腺分泌胰岛素的功能，使胰岛素分泌减少，糖代谢功能发生紊乱，严重者可形成糖尿病。所以，在长期大量使用激素的病人中，提倡少食高糖食物，限制糖的摄入量。长期服用激素的另一个不良反应是钙磷代谢紊乱，骨钙丢失，造成骨质疏松，严重者可造成骨坏死。因此，平时除常规服用钙剂外，还应多吃一些含钙食物。

红斑狼疮的病理基础是全身性血管炎，此时血管的通透性增加，出现内脏器官的炎症表现或出现雷诺现象，因此要多吃含有维生素C的食物，以维持血管的通透性。另外，系统性红斑狼疮病人多有皮肤血管炎，可引起皮肤破损，在组织修复时也需要大量的维生素C。

◆专家点评

给红斑狼疮病人施以科学合理的食疗不仅可避免一些可能

的诱发因素，还可协助药物治疗发挥最佳的治疗效果。

109. 红斑狼疮病人有哪些饮食禁忌?

在临床观察中，某些食物会诱发或加重狼疮病情，在日常生活中应引起重视，并加以避免。这些食物包括：①含光敏物质较多的食物，包括芹菜、黄花菜、香菜、无花果、紫云英、油菜、黄泥螺等，食用这些食物会加重日光对狼疮病人的损害作用；②表现为阴虚内热者，不宜进食性温热的食物，如羊肉、狗肉、鹿肉、龙眼肉、荔枝等，食后会使病人内热症状加重；③某些容易引起过敏的食物，多为海鲜类，包括虾、蟹、螺、蚌、带鱼、黄鱼、鲤鱼等，老百姓俗称发物，有些病人食用海鲜后会出现过敏现象（本病病人大多为高过敏体质），诱发或加重病情；④辛辣刺激性食物，如辣椒、生葱、生蒜、芥末等能加重病人内热现象，不宜食用；⑤具有免疫上调作用的食物，如蘑菇、香菇等蕈类食品。另外，需要戒烟酒，少食熏烤或油炸等对健康不利的食品。

◆ **专家点评**

红斑狼疮病人应尽可能避免食用会诱发或加重狼疮病情的食物。

110. 红斑狼疮病人的"食补"应该怎样进行?

某些食物对稳定或减轻红斑狼疮病人的病情是有益的，俗称"食补"。食物依其食性有平补、清补、温补三大类。狼疮病人阴虚的多，内热、血热而有热象的多，故食物应以清补、平补为主，参合温补。对部分脾肾两虚、气血两亏的人才需要以温补、平补为主，参合清补。

清补的食物有海蜇、蛤肉、甘蔗、生梨、生藕、山慈姑、百合、银耳、西瓜、冬瓜、香椿、茶叶等；平补的食物有大米、小米、高粱、山药、毛豆、赤豆、白扁豆、橄榄、白果、莲子、花生、芝麻、兔肉、鸽肉、猪肉、鸡蛋等；温补的食物有鸡、鹅、牛、羊、狗、马、牛奶、乳制品、核桃仁、龙眼肉、甜橙、栗子、桃、海虾、大葱、大蒜、韭菜、芥菜（盖菜）等。现将文献中有关红斑狼疮的药膳列举如下，以供读者参考。

（1）薏苡仁羹：薏苡仁15～30g，白糖适量。将薏苡仁煮烂，放白糖，每日1碗。功能：健脾消斑。适用于系统性红斑狼疮之面部红斑者。

（2）丝瓜饮：老丝瓜1条，白糖适量。将丝瓜洗净切碎，加水适量，煮沸半小时，静置片刻，去渣，加白糖即可，可当茶饮用。功能：清热解毒，祛风通络。适用于系统性红斑狼疮关节疼痛、灼热红肿、活动受限，伴发热口渴、烦躁等。

（3）乌发蜜膏：制何首乌200g，茯苓200g，当归50g，枸杞子50g，牛膝50g，补骨脂50g，菟丝子50g，黑芝麻50g，女贞子50g。将以上药物加适量水浸泡，发透后加热煎煮，沸后再煎30分钟，煎煮3次，合并煎汁，先以武火令沸，再改文火缓煎，制成稠膏时加入1倍量蜂蜜，调均后再加热至沸，即可停火，放凉后装瓶备用。每服1汤勺，以沸水冲化顿服，每日2次。功能：滋阴养血。适用于系统性红斑狼疮所致的贫血和脱发症状。

（4）桑枝鸡：桑枝60g，绿豆30g，鸡肉250g。将鸡肉洗净，加入适量的水，放入绿豆及洗净切段的桑枝，清炖至肉烂，用盐、姜、葱等调味。饮汤食肉，量自酌。功能：清热通痹，益气补血，清利湿热。适用于系统性红斑狼疮热外邪不甚而正气已虚者。

（5）阳春白雪饼：陈仓米粉750g，糯米粉750g，白砂糖750g，莲子750g，芡实120g，怀山药120g，茯苓12g，共为饼备用。功能：健脾益肾，益气养血。适用于系统性红斑狼疮的胃肠道损害、血液系统损害及血细胞减少等。

（6）二母鼋鱼：鼋鱼500g，贝母、知母、前胡、柴胡、杏仁各5g，食盐少许，葱、姜等调料少许。取出鼋鱼内脏，将鼋鱼洗净切块，加贝母、知母、前胡、柴胡、杏仁，放入调料，加水没肉，置锅中蒸1小时，即可食用。适用于系统性红斑狼疮长期发热不退，而至阴虚内热者。

（7）鲜绿豆芽汁：鲜绿豆芽500g，白糖适量。将绿豆芽淘净，以洁净纱布包好，绞取汁液调入白糖，当茶饮用。有清热解毒、利湿作用。适用于系统性红斑狼疮见关节疼痛，灼热红肿，发热口渴，心烦，面部可见斑色红赤，皮下紫斑等。

（8）银花薏仁粥：生薏苡仁60g，赤小豆20g，冬瓜20g（去皮），鲜银花10g，冰糖少许。先将薏苡仁、赤小豆煮粥，待半熟时加入冬瓜，煮熟后加入银花和冰糖即成。功能：清热除湿，健脾消肿，凉血除斑。适用于狼疮皮肤病变者。

（9）雪梨贝母膏：雪梨3个，川贝母30g，百合100g，冰糖适量，熬膏。功能：润肺止咳。适用于狼疮性肺炎、肺纤维化等。

（10）梨萝蜜膏：鸭梨（或雪花梨）1000g，白萝卜1000g，鲜姜250g，炼乳250g，蜂蜜250g。先将梨去核，萝卜、生姜洗净切碎，分别以洁净纱布绞挤取汁。取梨汁、萝卜汁共置锅中，先武后文用火煎煮，浓缩至膏状时，加入姜汁、炼乳、蜂蜜，急搅令匀，加热至沸，停火待冷，装瓶备用。功能：养阴清热，止咳化痰。适用于狼疮并发肺部病变者。

（11）芡实参芪煨猪肾：芡实30g，党参、黄芪各20g，猪肾1个。将猪肾剖开去其筋膜，洗净后与上述三味药共放入锅中，加水适量煎汤即成。适用于系统性红斑狼疮有肾损害者。

（12）地黄枣仁粥：生地黄30g，酸枣仁30g，大米100g。将酸枣仁加水研碎，取汁100ml，生地黄加水煎取汁100ml，大米煮粥，待粥将熟时加入酸枣仁汁、生地黄汁，煮至粥熟即成。每日1次，有养阴退热的作用。适用于系统性红斑狼疮见低热持续不退，自汗、盗汗，心悸、失眠，关节酸痛，纳呆口渴等。

（13）茅根车前薏仁粥：新鲜白茅根60g，竹叶30g，新鲜车前草叶15g，生薏苡仁100g。将白茅根、车前草叶、竹叶加水适量煮半小时左右，取汁去渣，放入薏米煮熟。功能：清热利湿。适用于狼疮并发肾炎所致水肿症。

（14）芡实薏仁米饭：芡实、鲜山药、莲子肉、薏苡仁各15g，茯苓30g，白术10g，桂枝3g，泽泻10g，粳米150g，红糖、大枣适量。先将茯苓、白术、桂枝、泽泻加水煎煮，取汁去渣备用，再将芡实、鲜山药、莲子肉、薏苡仁、大枣洗净蒸熟，兑入药汁加粳米和水，再蒸40～50分钟即成。功能：补脾益肾，温阳化水。适用于狼疮并发肾脏病变日久，肢倦乏力，面色萎黄，肢体水肿，脘腹痞闷，大便溏泻者。

（15）冬瓜饮：冬瓜500g（去皮、瓤），西瓜500g（去皮、子）。以水3碗，煮冬瓜（切条）至水1碗，去渣待冷，再将西瓜肉用纱布包裹绞汁，加入冬瓜汁内冷饮之。每日1剂，连服1周。功能：除湿利尿，清热除斑。适用于狼疮性皮肤病变。

（16）大蒜炖黑鱼：大蒜100～150g，黑鱼400g。将黑鱼除肠杂，大蒜剥皮，放砂锅内加适量水，隔水炖熟服，不加作料。功能：健脾、利水、消肿。适用于系统性红斑狼疮见四肢水肿，面色少华，纳少便溏，小便短少者。

◆ **专家点评**

合理的食补对稳定或减轻红斑狼疮病人的病情有好处。

111. 系统性红斑狼疮的护理常规有哪些？

系统性红斑狼疮是一种自身免疫性疾病，由于病人体内存在大量自身抗体，使机体多系统多脏器受损，从而引起不同脏器受损以后的不同临床症状。因此，在护理上应细致全面地观察病情，除做好一般护理外，还必须根据病人受损脏器情况做好各种特殊的护理。

（1）一般护理要点：①要体贴病人疾苦，做好思想开导工作，解除病人恐惧心理和思想压力，增强战胜疾病的信心。②向病人普及有关红斑狼疮的知识，帮助病人正确对待疾病，积极配合治疗。③重症病人应卧床休息。④发热时，病人应卧床休息，多喝水。出汗后要及时更换衣服，并注意保暖，避免受凉，积极预防并治疗感冒。测体温、脉搏、呼吸，每4小时一次，体温＞38℃时应采取冰袋物理降温。⑤不宜晒太阳。室内阳光过强时，应挂窗帘。禁用紫外线等光线疗法，或服用感光药物和食品，如中药补骨脂和芹菜等。外出要打遮阳伞，戴遮阳帽，穿长袖上衣和长裙、长裤。⑥长期应用激素和免疫抑制药者，应注意副作用的出现，积极预防并及时治疗各种病毒、细菌感染。⑦生活要有规律，保持乐观情绪和正常心态，避免过度劳累。⑧给予优质蛋白、低脂肪、低盐、低糖、富含维生素和钙的饮食。忌食海鲜及辛辣食品，戒除烟酒。

（2）特殊护理要点：有50%的系统性红斑狼疮病人发生狼疮性肾炎，引起严重临床后果，因此对狼疮肾的护理至关重要，其护理要点如下。①不论急性、慢性狼疮肾炎活动期，还是狼疮肾肾功能不全及衰竭期，都应卧床休息。当疾病活动控制和缓解后，慢性狼疮肾炎恢复期，可适当活动。②给予低盐、低脂饮食，限制蛋白入量，补充体内蛋白应给予瘦肉、牛奶等优质蛋白，忌食豆类及其他植物性蛋白。使用激素血糖升高者，给予低糖饮食。③严重水肿及少尿者，注意营养补给及水、电解质、酸碱平衡，按医嘱要求准确输入液体或口服中药。

专家点评

在全面地观察病情，做好一般护理的基础上，根据受损脏器情况做好各种特殊的护理可有效协助治疗，提高治疗效果和病人的生活质量。

112. 对水肿明显的系统性红斑狼疮病人如何护理？

（1）轻度水肿者应限制活动，重度水肿者应卧床休息，下肢水肿应抬高下肢。

（2）控制水分和钠盐的摄入，如有肾功能低下，则不宜高蛋白饮食。

（3）准确记录24小时出入量，入量包括饮入量、食物量，出量包括排泄量、呕吐量及出汗量。定时测量体重、腹围。

（4）应用利尿药期间，须观察尿量、体重的变化，注意有无电解质紊乱及脱水现象。

（5）水肿皮肤感觉差，抵抗力低，应防止受压、烫伤、擦伤和渗液后感染。长期卧床者，应按时更换体位，同时给予局部按摩。

▶ **专家点评**

针对红斑狼疮病人的水肿施以正确合理的护理可提高病人的生活质量，并有利于判断治疗效果和减少并发症。

113. 伴有高血压的系统性红斑狼疮病人如何护理？

（1）监测一天中血压的变化。

（2）测量血压时要定时间、定部位、定血压计，以保证血压测定的准确性。

（3）饮食控制钠盐和水的摄入总量。

（4）卧床休息，活动时动作要慢，不可起立过猛，以防发生晕厥。

（5）若出现剧烈头痛、恶心、呕吐、抽搐等症状或出现呼吸困难、不能平卧、心慌，要及时就医。

▶ **专家点评**

密切监测和治疗红斑狼疮病人伴发的高血压可明显减少并发症，提高生活质量和延长生存期。

114. 进行透析治疗的系统性红斑狼疮病人如何护理？

（1）腹膜透析：①学会腹膜透析的自我护理方法。②透析液量每次2000ml，每天4次。温度保持在37～40℃，灌入时间为5～20分钟，在腹腔内保留4小时后进行交换。③观察记录透析液的引流量、颜色。④注意个人卫生，保持皮肤清洁。⑤保持透析管固定牢固，防止脱管。⑥如出现体温升高、腹痛、引流不畅或透析管脱出，要及时就诊。⑦加强营养，增加优质蛋白质如瘦肉、鱼、鸡蛋、奶类等。

（2）血液透析：①保持血管通路的通畅，如有动-静脉（A-V）内瘘的患肢不能穿紧身衣，不测血压，不做静脉注射，不负重，不要压迫患肢等；②临时血管通路要保持局部清洁、干燥；③保持情绪稳定，生活有规律，及时增减衣服，防止着凉。

专家点评

高质量的透析护理对减少透析相关并发症和延缓肾功能的进一步恶化具有重要意义。

115. 系统性红斑狼疮病人如何进行自我生活调理？

（1）生活规律，劳逸结合，可因地制宜进行适当的保健强身锻炼。

（2）消除能引起本病的诱因，避免使用可诱发本病的疫苗及药物，如普鲁卡因胺、肼屈嗪、异烟肼、口服避孕药、青霉素、四环素、链霉素、灰黄霉素、对氨基水杨酸、利血平和磺胺类药物，防止受凉、感冒或其他感染。

（3）避免日光暴晒和紫外线照射（尤其是活动期）。外出宜用避阳伞或戴宽边草帽，穿长袖上衣和长裤，必要时外用遮光剂，如5%奎宁软膏、5%二氧化钛霜、10%对氨安息香软膏等。其他如强烈电灯光、X线亦能引起本病的加剧，应避免接触。尽量避免使用光敏性的中药（如白芷、前胡等）及西药，含有汞成分的中成药在肾病阶段忌用。

（4）节育，提倡晚婚。活动期须避免妊娠，有肾功能损害或多系统损害的孕妇宜及早做人工流产。肾功能健全或心脏损害轻微的病人在病情稳定时，方可在医师指导下生育。

▶ **专家点评**

正确的自我生活调节可消除引起本病的诱因和加重因素，并可提高治疗效果和减少并发症，对稳定红斑狼疮的病情具有重要价值。

116. 系统性红斑狼疮病人如何进行家庭护理？

（1）心理护理：疾病或服用激素可引起体态、容貌改变，不能生育甚至失去部分功能，使病人情绪低落，思想负担过重，对生活失去信心，拒绝治疗。家人应多加关怀，让病人感到社会的温暖和周围人的爱心，增强对治疗的信心，并向其说明药物反应是暂时的。

（2）饮食护理：应进食高热量、高维生素、低盐饮食。除肾功能不全外可给高蛋白饮食。有条件可长期饮用牛奶，尤其是牛初乳，因初乳中含大量抗体，可增加机体免疫力。

（3）一般护理：户外活动时面部可涂氯喹冷霜，穿长袖、衣裤，戴宽边帽，减少阳光照射，以免皮损加重。室内应有窗帘。做好口腔护理，可用4%苏打水漱口以预防真菌（霉菌）感染，已有口腔真菌感染可口含制霉菌素50万U，每天3次，或用1%～4%克霉唑溶液漱口，每日3～4次。对指、趾、鼻尖、耳垂等部位广泛小动脉炎合并雷诺现象者，应注意保暖，以免肢体末梢冻伤和坏死。

（4）指导病人正确使用糖皮质激素：病情控制后可采取每日或隔日上午7：00～8：00时服药，以减少药物对肾上腺皮质的抑制作用，且采取逐量减药的方法，以免引起"反跳"现象。

（5）康复锻炼：病人要有充足的睡眠，以减轻疲劳，同时可适当参加各种活动、家务劳动和丰富的文娱活动，农民可进行轻的体力劳动。

（6）观察精神状态：病情的活动可导致精神状态异常。精神异常表现为行为异常、忧虑、淡漠，甚至木僵状态，或表现为过度兴奋、幻觉、强迫观念或偏执狂。有些病人兴奋或失眠是长期服用激素所致，在加用镇静药或减少激素量后，症状可改善，但合并精神异常者，常是本病神经、精神系统损害尚未控制的表现，应及时通知医师处理。

（7）本病缓解发作交替进行，若症状复发须及早就医。过劳、感染、生育常是复发的诱因，应注意避免。育龄妇女应避孕，有多脏器损伤者应终止妊娠。对脏器损害不明显，病情长期静止，家庭中有迫切生育愿望者，在医师指导下也有平安分娩、母子安全的先例，但一定要在严密的医疗监督下进行。

◆**专家点评**

正确的家庭护理对早期发现病情的变化，增加病人治疗的依从性，提高治疗效果具有重要意义。

117. 怎样对系统性红斑狼疮病人进行服药护理?

（1）糖皮质激素：为临床常用的激素，是从胆固醇衍生的二十一碳化合物。本类药物是治疗系统性红斑狼疮的首选药物，须长期使用。因此，在护理上要特别注意观察糖皮质激素的应用剂量时间，掌握减药时机，观察其不良反应。常用的糖皮质激素有氢化可的松、泼尼松、甲泼尼龙、地塞米松等，其临床常见的不良反应有水、盐、糖、蛋白质和脂肪代谢紊乱，表现为向心性肥胖，如满月脸、水牛背、痤疮、多毛、无力、骨质疏松、精神兴奋、高血脂、高血压、高血糖、低血钾、水肿等。在应用本类药物时，除严格按医嘱用药外，要使病人所处环境安静，减少不良刺激，饮食上给予低糖、低盐、高蛋白、高维生素饮食，补充钙剂、维生素D和促蛋白合成激素等，加强体育锻炼，减少骨质疏松。嘱病人尽量远离公共场所，如学校、商场、集市等，减少外感的机会。在药物减量时密切观察病人的反应，记录每次减药时间及减药量。减药应特别慎重，以免引起疾病反跳，甚至可引起疾病暴发性发作。

（2）免疫抑制药：系统性红斑狼疮是自身免疫性疾病，自身免疫反应与系统性红斑狼疮的发生发展有密切关系，临床上常用免疫抑制药进行治疗。常用的免疫抑制药有环磷酰胺、硫唑嘌呤、甲氨蝶呤、雷公藤多苷等，这些药物的主要不良反应有胃肠道反应、血液系统损害、泌尿系统反应、影响生育、脱发、增加肿瘤发生率等。因此，在应用这些药物时应严格遵循医师的医嘱并注意使病人居住环境安静卫生，避免外感，给予易消化而富有营养的饮食。有消化道不良反应时，注意给予保护胃肠的药物，并注意定期送检血、尿常规及肝功能。在应用这类药物时，嘱病人多饮水，促进药物排泄，减少药物的不良反应。

（3）其他：系统性红斑狼疮临床有多个系统的不同症状，用药范围广，种类繁杂，在护理中必须要了解不同药物的性能，达到对症护理。如在服用酸类、铁剂时用饮水管将药吸入，服药后漱口，避免药物和牙齿接触，以免引起局部腐蚀变色。服用健胃药时在饭前半小时服下，以刺激舌胃感受器，使胃液分泌促进食欲。对胃肠有刺激的药物应在饭后服用，使药物和食物混合，减少对胃肠的刺激。服用止咳糖浆不宜马上饮水。催眠药物、缓泻药物应在睡前服用。镇痛药应在疼痛时使用。在药物能迅速而充分地被吸收，并能快速奏效而又对胃肠无刺激时，应空腹服用。

◆专家点评

了解治疗红斑狼疮常用药物的不良反应及减少药物的不良反应的方法将有助于增强治疗的依从性，提高治疗效果。

118. 红斑狼疮病人可能有哪些不良心理变化？

（1）多虑恐惧：红斑狼疮病人当第一次被确诊，或已经怀疑为系统性红斑狼疮时，由于其心理应激引起的矛盾冲突容易导致焦虑、恐惧、绝望、羞愧、罪恶、束手无策等不愉快情绪，由于这种情绪的影响病人常惧怕系统性红斑狼疮的诊断，不敢到医院检查确诊，或怀疑诊断不正确，到数家医院反复检查，反复询问医务人员。有的病人故意表现出健康人的神态，明知有病，又怕别人提及，工作力不从心，却在他人面前故意谈笑自若，掩饰自己的焦虑与恐惧。同时在这种心态的支配下，可出现失眠，食欲缺乏，肌肉紧张，出汗，搓手顿足，紧握拳头，面色苍白，脉搏加快，血压上升等。这种心态不仅增加生理和心理上的痛苦，而且影响治疗效果。

（2）自尊疑虑：红斑狼疮病人多为年轻女性，正处于花样年华，自尊心强，常怕别人瞧不起自己，因此有一定社会地位者常会有意无意地透露自己的身份，让人知道她的重要性。如果得不到别人的重视，自尊心受到挫折，自我价值感丧失，会变得心情沮丧。病人对周围的事物也特别敏感，对别人的好言相劝有时将信将疑，既渴望了解红斑狼疮的有关信息，又对听到的一些解释抱有怀疑，甚至曲解别人的意思。听到别人低声私语，总认为是在议论自己的疾病，常根据医师或护士的细微表现来猜测自己的病情。有疑虑心理的病人既不相信别人，又会向别人询问许多问题，觉得必须警惕才不会受伤害。

（3）主观冲动：红斑狼疮病人的主观感觉异常，对周围环境特别敏感，过分注意自己，整日里诉说哪里不好，这里痛，那里麻，会听到自己的心跳、呼吸和胃肠的叫声，在安静时更为严重。有时情绪不稳，极易激动，容易与病友及医务人员发生冲突，多有怨言，爱生气，有时会反复唠叨"我为什么会得红斑狼疮"。听到和自己观点一致的言语，会认为对方同情自己而落泪，听到相反的意见会认为对方不重视自己而大发雷霆，变得固执敏感。

（4）害怕孤独：病人对红斑狼疮这一病症了解较少，当知道自己患病后会有各种各样的害怕心理，害怕死亡，害怕孤独或与亲人分离，怕给别人增加负担，怕丧失功能或失去自我控制，甚至害怕看病，害怕各种治疗对自己不利，担心别人会远离自己，怕受到冷落、鄙视，心事重重，敏感多疑，情绪低落或焦虑紧张，有孤独感，企盼亲人陪伴，总担心自己的病会加重，无法治好。

（5）悲观抑郁：红斑狼疮多为年轻女性，出现面部红斑或长期服用激素药物引起体态变化，出现悲观情绪，言寡行独，厌恶交往，抑郁苦闷，常常被失望、无援、孤立及凄凉的感情所包围，对事业及人生失去信心，对生活缺乏乐趣。

（6）自卑依赖：红斑狼疮病人容易产生自卑和依赖心理。患系统性红斑狼疮后受到周围亲人和同事的照顾，成为人们关心帮助的中心，病人自己有意无意地变得软弱无力，对事物无主见，对自己日常行为和生活管理的自信心不足，被动性增加，事事都要依赖别人，行为变得幼稚。

◆ 专家点评

系统性红斑狼疮病人可产生多种不良情绪，不利于病人病情的恢复。

119. 如何对系统性红斑狼疮病人进行心理护理？

（1）交谈法：与病人面对面地交谈。要求护理人员有丰富的知识，具备敏锐的洞察力和独立解决问题的能力，有交谈技巧，有精确的语言表达能力及良好的性格、稳定的心态。

①解释性交谈：让红斑狼疮病人了解系统性红斑狼疮发生、发展及防治的有关知识及变化规律，反复宣传红斑狼疮是可以通过自己的努力和中西药物等各种治疗措施而得到控制的，甚至可以完全缓解。不良的心理状态可使病情加重，不利于疾病的治疗与康复。鼓励病人树立战胜疾病的信心。

②鼓励性交谈：在让病人充分了解红斑狼疮的知识前提下，鼓励病人以一种积极向上的态度面对疾病，主动配合治疗，增强信心。心情开朗，保持心态平衡和稳定的情绪，防止病人丧失信心，产生焦虑悲观情绪。通过鼓励性交谈使病人主动自我调整情绪，调整自己的兴趣，使生活丰富多彩，对人生充满信心和力量，消除自卑与依赖性。

③沟通性交谈：根据病人不同的生活环境、受教育程度、职业，以及人格、性格特点，掌握其心理变化，精神上给予同情，循循善诱，耐心疏导，与病人通过交谈进行感情沟通，建立友谊。通过沟通解除病人的孤独和相互之间的陌生感，解除病人的焦虑、紧张、抑郁心理，使病人保持良好的心态。同时体察病人的心理需要，耐心听取病人的诉说，了解病人的痛苦，满足病人的合理要求。

④劝导性交谈：系统性红斑狼疮病人以女性为多，而女性常多愁善感，在心理上女性比男性更需要同情、体贴和支持，须进行劝说开导，减轻心理负担。对于育龄期妇女，要使其了解妊娠和系统性红斑狼疮的相互关系，妊娠可诱发狼疮复发或使其加重，狼疮活动可以产生异常妊娠，因此劝阻病人在狼疮活动期不要急于妊娠，安心养病，避免心理焦虑，待病情稳定缓解后可以生育。

⑤主观心理治疗法：病人以其自身为主体，依靠其自身的

主导作用，任其自由地表达对事物的想法、观点和感受，医护人员不必干涉、打断和控制其表达，要表现对其行为的理解、同情，与其产生思想上的共鸣。这样，病人会感到自己是自由安全的，不再有不正常心理，从而使自己的信心和责任感得到增强，并能发现自己的问题，进行心理自我指导，自我克服和自我改善，从而达到治疗的目的。

（2）转移法：转移病人的思维注意力，消除其不良心理，改变其情绪及心态。

①应试转移法：在对系统性红斑狼疮病人的护理过程中，有意识地让病人学习系统性红斑狼疮的病因、发病机制、临床表现、并发症、治疗方法、护理方法及饮食疗养等卫生知识，并有计划地向病人提出一些问题，或者进行考试，使病人移情于对系统性红斑狼疮知识的学习之中，达到舒解情志、缓解心理矛盾的作用，同时掌握了专科知识，便于更好地配合治疗，提高疗效。

②喜疗转移法：本方法是让系统性红斑狼疮病人多听相声、看小品、听笑话、看喜剧、读幽默小说等，使其保持轻松愉快的心情，树立对生活的信心和兴趣，鼓舞治愈疾病的勇气。

（3）音乐疗法：吴师机《理瀹骈文》说："看花解闷，听曲消愁。"可见音乐起源于自然，作用在于感化、调节人的性情，让人们获得美的享受，即"乐之为务，在于和心"。在系统性红斑狼疮病人的心理护理上，音乐通过其心理作用及物理作用两条途径来实现。心理作用，是美妙的旋律影响到与情绪密切联系的大脑皮质、丘脑下部、边缘系统及内分泌系统，改善其功能状态，加强其作用；物理作用，是音响的振动频率、节奏、强度通过听觉器官和神经传入人体，与机体内某些组织结构的振动频率一致，产生共振，使人体内储存的潜能被激发起来，由静态变为动态。在系统性红斑狼疮病人的调整中，不同的乐曲因节奏、旋律、和声、音响的不同，分别起到镇静、兴奋、镇痛等治疗作用。

一般郁闷悲观者选用节奏明快、轻松活泼乐曲，如《喜洋洋》《新疆之春》等，乐曲旋律舒展，节奏明快，富于动感，醒神解郁，舒畅情怀；心神不宁，烦躁失眠者选用节奏缓慢、优美婉转类乐曲，如《彩云追月》《春江花月夜》等，乐曲节奏舒缓，优美典雅，感情真挚，宁心安神，顺情除烦；狂躁易怒，情绪亢奋者选用曲调低沉、凄切悲哀乐曲，如《二泉映月》《江河月》等，乐曲环回萦绕，辛酸凄楚，催人泪下，以悲制怒，安神定志；焦虑不安，烦闷忧伤者选用节奏跳跃、欢快诙谐类乐曲，如《回娘家》《赶花会》等，节奏轻松，旋律动人，生动风趣，恰情顺志，解忧消虑；自卑害怕，依赖恐惧者选用庄严雄壮、沉稳有力的乐曲，如《在太行山上》《歌唱祖国》等，乐曲气势豪迈，雄浑壮阔，充满激情，振奋情志，增强信心。

专家点评

在治疗红斑狼疮的同时，注意改善病人的负性情绪，及时给予心理干预治疗，有助于病人病情的恢复。

120. 系统性红斑狼疮家庭治疗重要吗？

认知行为理论认为，能扰乱病人精神的东西，主要是病人对事件的认知、判断和评价。随着医学模式的转变，人们对心理因素在疾病中的作用的认识越来越深刻，意识到心理状态直接影响病人的依从性和疾病的转归。因此，改变和矫正病人对系统性红斑狼疮的认识有助于改善其不良情绪。研究发现，病人的不良情绪主要与来自社会的客观支持、家庭经济状况和家庭成员间的亲密度密切相关。因此，家庭功能的良性运作将为系统性红斑狼疮病人个人的改变提供重要的动力和支持，更有助于系统性红斑狼疮的治疗。

专家点评

　　家庭治疗在系统性红斑狼疮的防治工作中具有重要地位。

121. 系统性红斑狼疮家庭治疗可以通过个案管理实现吗？

　　由于系统性红斑狼疮防治工作的复杂性和多重性，个案管理在系统性红斑狼疮家庭治疗中有着举足轻重的作用。个案管理是为了回应复杂性与多重性的问题特质而出现的服务输送模式，是一种新型的社会福利模式，以回应福利多元主义、案主问题多重化及"新管理主义"对成本效益最大化的追求。个案管理是指社会工作专业人员为一群或某一个案主（社会学专业用词，指服务对象，如系统性红斑狼疮患者）整合协助活动的一种过程，在此过程中，各个来自不同福利及相关机构的工作人员，互相沟通与协调，以团队合作的方式为案主提供多种的服务，并扩大服务的效果。因此，其具有满足复杂需求、提供持续服务、整合资源及低成本、高效等特点，适合系统性红斑狼疮家庭治疗的需求。

专家点评

　　个案管理是实现系统性红斑狼疮家庭治疗非常好的手段。

122. 个案管理可以提高系统性红斑狼疮的治疗效果吗？

个案管理是为那些受多重问题困扰的系统性红斑狼疮案主在当代纷繁复杂的社会福利网络中设计并监督实施的一个最有效的服务方案，达到资源的最优配置和案主需求满足的最大化。目前有关系统性红斑狼疮个案管理的资料很少。我们的临床实践发现个案管理使系统性红斑狼疮病人的疾病活动度明显减轻，有效改善系统性红斑狼疮病人的焦虑、抑郁等不良情绪，在医院的时间减少，在家里稳定的时间有所增加，有效提高了系统性红斑狼疮的治疗效果。

◆ 专家点评

个案管理可以改善系统性红斑狼疮病人的不良情绪，提高治疗效果。